W0229465

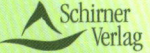

Schirner
Verlag

Verwendete Bilder

Fotolia.de: #22223192, #10108811, #11051586, #11132375, #13665952, #15137111, #18539531, #19015514, #20250617, #21300281, #219929, #22009096, #22400723, #22596912, #23745623, #24586583, #24775980, #26912540, #27087845, #27280465, #27977781, #28440394, #29297178, #29350591, #29965846, #30121341, #30740049, #31395560, #31933432, #31962415, #31990329, #32403083, #33104000, #33515016, #34280326, #34629804, #34641001, #35094688, #35653098, #35653099, #35860136, #36073826, #36230776, #36231489, #36386646, #4356421, #4463382, #490469, #5141566, #56278, #5707277, #6137310, #8027005, #8394867, #8434895, #8464481, #9871745

Bilder auf den Seiten 45 und 46 von Chris Wodtke, www.kirlian.com

Bilder auf den Seiten 11, 80, 81, 87 und 108 von den Autoren

ISBN 978-3-8434-5042-3

Thorsten Weiss, Jenny Bor:
Zellleuchten
Warum Gott kein Fast Food isst
© 2012 Schirner Verlag, Darmstadt

Umschlag: Murat Karaçay, Schirner, unter Verwendung von #14003522 (ag visuell), www.fotolia.de
Redaktion:
Bastian Rittinghaus, Schirner
Satz: Simone Wenzel, Schirner
Printed by:
ren medien, Filderstadt, Germany

www.schirner.com

3. Auflage Juni 2013

Thorsten Weiss • Jenny Bor

Zellleuchten

Warum Gott kein Fast Food isst

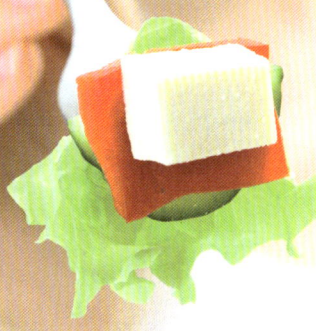

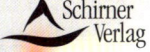

Schirner
Verlag

Inhalt

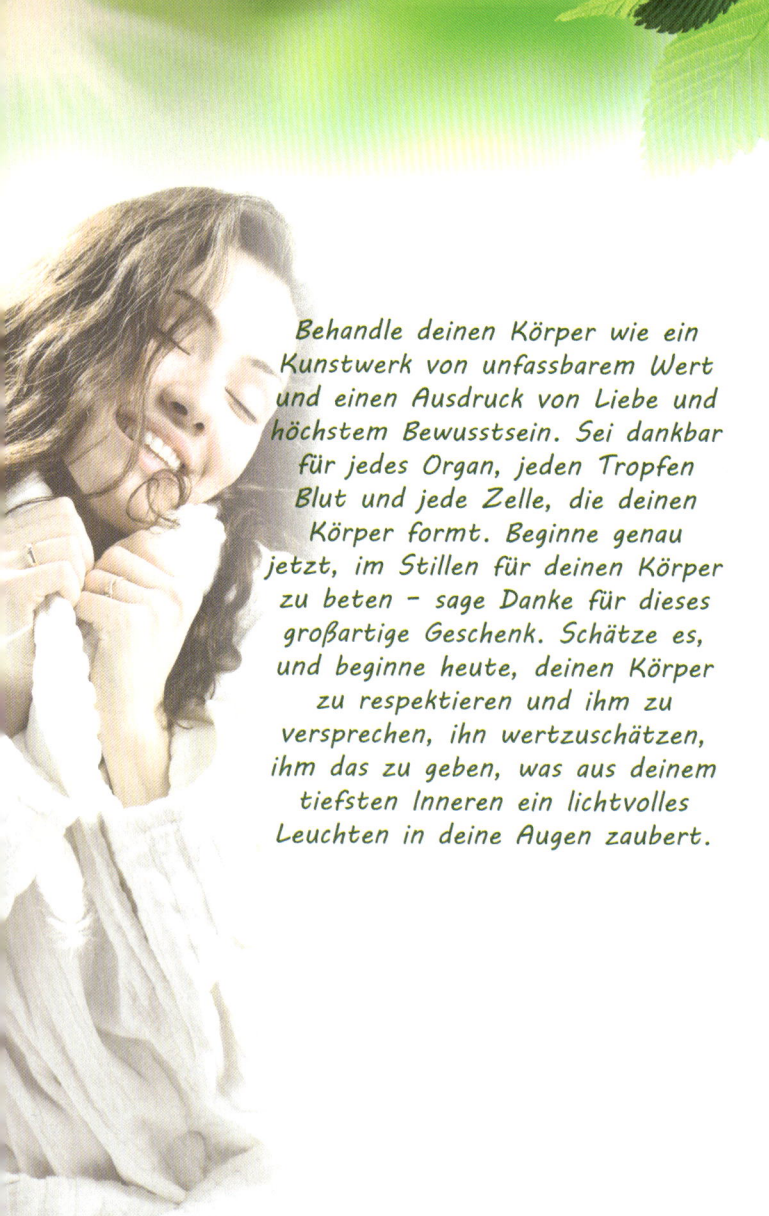

Behandle deinen Körper wie ein
Kunstwerk von unfassbarem Wert
und einen Ausdruck von Liebe und
höchstem Bewusstsein. Sei dankbar
für jedes Organ, jeden Tropfen
Blut und jede Zelle, die deinen
Körper formt. Beginne genau
jetzt, im Stillen für deinen Körper
zu beten – sage Danke für dieses
großartige Geschenk. Schätze es,
und beginne heute, deinen Körper
zu respektieren und ihm zu
versprechen, ihn wertzuschätzen,
ihm das zu geben, was aus deinem
tiefsten Inneren ein lichtvolles
Leuchten in deine Augen zaubert.

Vorwort

Du liest dieses Buch, weil du dich für etwas so Wesentliches wie Nahrung interessierst. Nahrung ist ein essenzieller und spiritueller Teil des Lebens, doch die meisten Menschen essen heutzutage sehr unbewusst. Kürzlich waren wir in einem Supermarkt und hatten den Eindruck, dass unser Leben jetzt endlich in dieser luxuriösen Einfachheit angelangt ist, die es uns ermöglicht, aus der Marketingfalle der Verpackungspsychologen und Deklarationsexperten der Nahrungsmittelindustrie befreit zu sein. Wir hatten das Empfinden, 99 % der Lebensmittel nicht mehr zu benötigen. Nicht, weil wir die bunten Verpackungen und Werbeslogans nicht witzig und intelligent fänden, sondern einfach, weil das meiste für uns keine Energie mehr enthält. Das scheint alles leer zu sein. Schöne Verpackung – leeres Produkt. Es geht dabei um die eigentliche Essenz und die Schichten und Ebenen der Energie. Was gelangt an Energie in die Produkte hinein, und was strahlt von ihnen wieder aus? Viele in diesem Buch gegebene Empfehlungen beruhen auf diesem Prinzip, nicht auf medizinischen oder psychologischen Tatsachen, sondern auf Bewertungen aus einer energetischen Sicht, die auf unserem Empfinden und unseren eigenen Erfahrungen beruhen. Wenn du dieses Buch also aus reiner Freude an einem neuen Körper- und Nahrungsbewusstsein liest und es als reines Vergnügen und Entertainment siehst, dann kannst du am Ende dein eigenes Kunstwerk aus diesem Bewusstsein formen.

Wenn du dir das riesengroße Angebot an Nahrung anschaust, das du in einem Supermarkt kaufen kannst, und dann überlegst, dass Nahrung keine andere Bedeutung haben sollte, als dem biologischen Körper natürliche Energie zu geben, dann erscheint es dir ganz schnell als eine riesige Lüge. Denn der größte Teil der Produkte nimmt uns mehr Energie als sie uns schenkt. Über das Thema Ernährung kannst du jede Woche in Hunderten von Illustrierten und Magazinen lesen, du bekommst Tausende von Diätvorschlägen, und jede Diät soll der Stein der Weisen sein. Doch was keine dieser Diäten und Ernährungstipps beachtet, ist der energetische Aspekt von Nahrung. Die Lebensmittel, die wir unbewusst zu uns nehmen und von denen wir glauben, dass es Nahrung ist, verursachen viel Verwirrung in unserer Biologie und eine Trennung von Körper, Geist und Bewusstsein.

Und deswegen wollen wir dir mit diesem Buch die Möglichkeit geben, eine andere Seite von Nahrung kennenzulernen:

Erfahre Nahrung als Bestandteil eines modernen spirituellen Bewusstseins. Entfache das Zellleuchten in deinem Inneren!

Wir zeigen dir, was Nahrung und Spiritualität miteinander zu tun haben. Es gibt genügend Bücher über Ernährung. Es gibt genügend fundiertes Fachwissen von Menschen, die Ernährungswissenschaften studiert haben. Doch dieses Wissen aus Traditionen und Überlieferungen, dieses alte Wissen, das aus einem anderen Glaubenssystem stammt, ist womöglich gerade dabei, seine absolute Wahrheit zu verlieren. Wir sind vielleicht zehn oder zwanzig Jahre voraus, und es wird womöglich viele Menschen geben, die unsere Thesen und Aussagen perfekt widerlegen können. Sie haben ihre Argumente, gegen die wir momentan nicht einmal einen Gegenbeweis liefern können – aber auch nicht wollen. In jeder Tradition gibt es eigene Erklärungen für etwas. Die Traditionelle Chinesische Medizin sagt das eine, die Lehre des Ayurveda das andere, und die westliche Wissenschaft wieder etwas anderes. Alles hat seine Berechtigung, und du musst dir deine eigene Meinung bilden. Die sollte jedoch aus deinem intelligenten Körperempfinden heraus kommen, das ein Teil deiner dir innewohnenden Quelle höherer Weisheit ist. Ein großer Teil der Erkenntnisse über das Zellleuchten entspringt dieser Quelle von Wahrhaftigkeit: Er basiert nur auf einem Gefühl und unserer eigenen Empfindung.

Doch wir sind uns sicher, dass du dieses Buch nicht als Bibel nimmst, und wir wollen auch keine Gurus für dich sein. Wir wollen dir lediglich neue Denkmöglichkeiten geben, die der heutigen Zeit und dem wachsenden Bewusstsein der Menschheit entsprechen. Vielleicht gibt es in diesem Buch Widersprüche, weil wir selbst noch nicht alles entdeckt haben. Wir sehen uns als Pioniere, als zwei Menschen, die ihre Passion für die Energie der Nahrung entdeckt haben und die Möglichkeiten sehen, die für uns alle eine große Chance sein können.

Wir wollen, dass Ernährung einfach ist, alltagstauglich. Wir wollen, dass es jedem möglich ist, höchstes Bewusstsein auch für seinen Körper zu entwickeln.

Es geht in diesem Buch vorwiegend darum, die Verantwortung für dich selbst zu übernehmen – und auch den Mut aufzubringen, dich belächeln zu lassen. Denn andere werden es möglicherweise ziemlich eigenartig finden, was du tust. Es geht also darum, die Kraft der Selbstliebe zu entdecken. Wenn du bedingungslos deinem Herzen folgst und das machst, wovon du glaubst, dass es jetzt gerade gut und richtig für dich ist, wird dich dieser Pfad immer zur Freiheit führen. Menschen, die lebendiges und Leben spendendes Essen zu sich nehmen, haben ein ganz besonderes Glänzen in ihren Augen. Und darauf kommt es an: Wir wollen echten Menschen begegnen. Sieh in den Spiegel, und erkenne das Leben und das lebendige Licht in deinen Augen! Es ist ein Leuchten, das sich aus der Energie des Essens speist, das du zu dir nimmst.

Wir zeigen dir in diesem Buch viele Möglichkeiten auf. Vielleicht spricht dich die Vision 2130 an, und du fühlst dich schon bereit dafür, doch höchstwahrscheinlich braucht unser Bewusstseinswachstum noch ein paar Jahre dahin. Vielleicht fühlst du, dass dein Bewusstsein schon offen dafür, doch dein Körper noch nicht bereit ist. Dann könntest du den Empfehlungen für Super Food folgen. Du wirst fühlen, was für dich persönlich gut ist. Lasse uns mit einer kleinen Übung beginnen, um eine neue Quelle der Weisheit über Ernährung in dir zu finden.

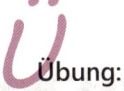 **Übung:**

Lege deine Hand auf dein Herz, und sprich dann den folgenden Text liebevoll zu dir selbst:

»*Ja, ich bin bereit. Ich bin bereit dafür, zu erkennen, wer ich wirklich bin. Ich öffne mich nun voller Hingabe meinem höchsten spirituellen Bewusstsein und möchte das Zellleuchten aus meinem Inneren zum Ausdruck bringen. Ich möchte im Glanz der inneren Schönheit erstrahlen und meinem Körper die Kraft geben, meinem höchsten spirituellen Potenzial auf der Erde Ausdruck zu verleihen. Ja, ich bin jetzt offen und bereit dafür.*«

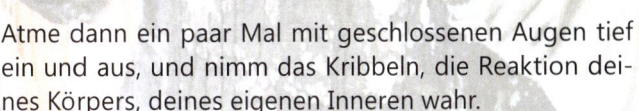

Atme dann ein paar Mal mit geschlossenen Augen tief ein und aus, und nimm das Kribbeln, die Reaktion deines Körpers, deines eigenen Inneren wahr.

Lasse uns für einen Moment vergessen, was »richtig« oder »falsch« in der Ernährung ist. Lasse uns erst einmal betrachten, was Essen überhaupt für eine Rolle spielt. Essen ist Energie – das ist alles. Es gibt dir eine Möglichkeit, deinen biologischen Körper aufzutanken. Die meisten Menschen glauben, dass sie essen müssen. Sie glauben, dass sie, wenn sie für ein oder zwei Tage nichts essen, dem Tod nahe sind. Doch in einer Zeit des Erwachens werden wir immer häufiger anderer Tatsachen belehrt. Es gibt mittlerweile Zehntausende Menschen, die sich »Breatharians« nennen, andere praktizieren Prana-Fooding oder Lichtnahrung. Diese Menschen beziehen all ihre Energie aus bewusstem Atmen oder Meditation, also aus reinem bewusstem Sein. Sie trinken viel reines Wasser, das all die Energie enthält, die sie benötigen. Sie haben den vollkommenen Glauben daran, dass in der Luft, die sie atmen, die Energie enthalten ist, die ihre physischen Körper benötigen, um genährt und gesund zu sein. Sie verbinden sich mit der Energie der Sonne und absorbieren daraus alle lebensnotwendigen feinstofflichen Informationen und haben vollkommen gesunde Körper. Sie benötigen also außer Wasser nichts Stoffliches. Doch viele Milliarden Menschen überall auf unserer Erde haben über Generationen hinweg das Glaubenssystem in sich etabliert, dass stoffliche Nahrung notwendig ist, und sich demzufolge immer mehr an diese Art der Ernährung angepasst, die wir heute im Allgemeinen leben. Daran ist nichts falsch.

Doch um dieses Buch zu verstehen, ist es notwendig, sich das klarzumachen. Nahrung stellt eine gebräuchliche Möglichkeit dar, den Körper mit Energie zu versorgen. Das geschieht auf biologischer Ebene völlig natürlich und ziemlich automatisch. Die Übertragung der Energie aus dem Essen, also die Art und Weise, wie es verdaut und im physischen System weiterverarbeitet wird, ist recht simpel. Nicht so simpel ist dagegen der so essenzielle Aspekt eines neuen Denkens. Dieses beginnt bereits bei der Auswahl der Zutaten und der Zubereitung der Mahlzeit. Da du dieses Buch liest, hast du den Biomarkt wahrscheinlich längst als deine bevorzugte Einkaufsquelle auserkoren. Organisch hergestellte Lebensmittel sind ein wesentlicher Bestandteil der Energiekette bewusster Ernährung. Doch schaue auch dabei genau hin. Oder besser: Fühle genau hin. Denn nicht jedes Produkt, das bio-zertifiziert ist, beinhaltet auch ein hohes Bewusstsein. Das wahrzunehmen und zu fühlen, ist ein wesentlicher Teil der Bewusstwerdung. Wir werden hierauf später noch genauer eingehen. Letztlich geht es darum, eine Bewusstheit für den ganzen Distributionsprozess der Nahrung zu entwickeln, denn dieser hat einen immensen Einfluss auf die Gesamtenergie des Produktes, das du konsumierst. Die Weise, auf die das Essen zubereitet wird, ist entscheidend, denn die Liebe, das Bewusstsein und das Gewahrsein werden dabei in das Essen gebracht. Liebe und Bewusstsein werden also zu Vitalstoffen in der Nahrung der neuen Energie.

Wir wollen dir ans Herz legen, wenigstens zwei bis drei Mahlzeiten pro Woche wirklich selbst zuzubereiten.

Sei dir dabei bewusst, dass der Prozess bereits beginnt, wenn du einkaufen gehst. Welche Nahrungsmittel wählst du aus, wo kaufst du ein, wer hatte die Zutaten in den Händen? Weiter geht es in der Küche bei der Zubereitung, beim Essen an sich und schließlich bei der Verdauung – alle diese Schritte haben Einfluss auf das Zellleuchten.

Versuche einmal, die folgende Übung zu machen, bevor du das nächste Mal mit der Zubereitung einer Mahlzeit beginnst. Am Anfang musst du das vielleicht noch bewusst tun, doch es wird dann immer mehr zu einer guten Gewohnheit.

Übung:

Atme ein paar Mal tief ein und aus, schlie-
ße deine Augen, und werde dir bewusst,
dass dein ganzer Körper und dein ganzes
Sein aus Bewusstsein bestehen: reinem
Bewusstsein, das jetzt gerade im Begriff
ist, noch reiner und strahlender zu werden. Stelle dir vor, wie deine Zellen leuchten und ein riesiges Energiefeld um dich
herum entsteht, das die reinste Essenz
des höchsten spirituellen Bewusstseins
enthält. Alles, was in dieses Feld tritt,
transformiert sich in diese Essenz, alles,
was du berührst – auch die Nahrung, die du einkaufst
und zubereitest. Finde deine Balance, und kehre mit
dem Bewusstsein wieder in den Körper zurück.

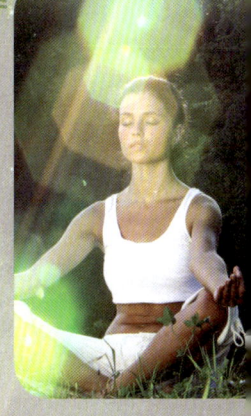

Das ist ein wunderbares Ritual. Wir betonen zwar häufig,
dass es wichtig ist, von den ganzen alten Ritualen loszulassen, aber dieses ist ein Ritual der neuen Bewusstheit.
Es dient ausschließlich der Freude. Wenn du mit dieser
Übung in die Küche gehst, werden dein Körper vollkommen bewusst und deine Sinne viel sensitiver bei der Zubereitung der Nahrung.

Entwickle ein höheres Nahrungsbewusstsein

Wir bewegen uns gerade schnurstracks in eine neue Ära der Ernährung. Wenn du dir anschaust, wie Menschen überall auf der Welt essen, dann wird dir klar, wie viel Unbewusstheit und wie viel Machtgier Einfluss auf die Essgewohnheiten haben. Was sagt es uns, wenn Spitzen-TV-Köche, die bisher für höchste Qualität und Verwendung frischer und gesunder Lebensmittel eintraten, jetzt Werbung für Produkte von Fast-Food-Restaurants machen? Ist das wahrhaftig? Selbst in Toprestaurants werden immer mehr Fertigprodukte serviert. Fast Food, also schnelles Essen ohne Bewusstsein, ist im Prinzip eine Spiegelung der Menschheit selbst. Viele Menschen sind krank, und wir wagen zu sagen, dass sie auch deswegen krank sind, weil sie sich nicht bewusst ernähren.

Warum ist eine Dose Cola günstiger als eine Flasche Wasser? Warum ist ein Salat teurer als eine Kartoffel? Viele ungesunde Produkte sind billiger als ihre gesunden Verwandten. Dieser Preisunterschied besteht nicht, weil Cola günstiger herzustellen wäre als Wasser. Nein, die Supermärkte halten die Preise für Gemüse, Obst und andere gesunde Lebensmittel bewusst hoch, wie eine anonyme Umfrage ans Licht brachte. Die damit verdiente Marge benötigen sie, um – so pervers das auch klingt – die ungesunden Produkte, die alle kaufen und bei denen daher ein großer Wettbewerb existiert, günstig anbieten zu können. Dadurch ist es in unserer Gesellschaft für die meisten Menschen attraktiver, ungesunde Produkte zu kaufen, um Geld zu sparen. Kürzlich hat der amerikanische Senat eine Petition abgelehnt, in der es darum ging, mehr Gemüse im Schulessen zu verwenden. Dieses Gesuch wurde mit der Begründung niedergeschmettert, dass die Tomatensoße auf Pizza und die zu Pommes verarbeiteten Kartoffeln genügend Nährstoffe und Vitamine enthalten. Vor ein paar Monaten wurde auf einem seriösen deutschen Nachrichtensender berichtet, dass Wissenschaftler herausgefunden haben, zu viele Vitamine seien schädlich und an sich sei alles, was wir an Vitaminen benötigen, in Fast Food enthalten. Danach wurde gezeigt, wie ein Mensch herzhaft in einen Hamburger beißt. Natürlich wurde der Wissenschaftler, der das behauptete, in einem Labor im weißen Kittel interviewt, um ihn als glaubwürdig darzustellen. Können wir diese Welt noch als normal und gesund bezeichnen? Gesund oder krank, richtig oder falsch, normal oder verrückt – vergib diese Etiketten bitte selbst.

Wir möchten mit diesem Buch erreichen, dass du ein neues Bewusstsein für dein Essen entwickelst. Nicht, weil wir Ernährungsexperten wären oder mehr medizinisches Verständnis hätten als jeder durchschnittlich intelligente Mensch, sondern weil wir in die Gesichter der Menschen blicken und dort Verzweiflung sehen. Weil wir in die Herzen der Menschen fühlen und wahrnehmen, dass sie keine Idee haben, wie sie aus diesem Gefängnis wieder herauskommen können. Weil wir Menschen begegnen, die in ihrer spirituellen Entwicklung an eine Grenze gekommen sind und jetzt den nächsten Schritt tun wollen. Den Schritt hin zur körperlichen Erleuchtung: dem Zellleuchten. Die Menschen müssen ihren Körper in ihrem eigenen Prozess der spirituellen Entwicklung und des Wachstums ihres Bewusstseins neu ausrichten, um jetzt leicht und voller Freude leben zu können. Es gibt Menschen, die ständig das Bedürfnis fühlen, zu verschwinden – doch ohne Körper keine Spiritualität, und ohne Spiritualität kein Körper. Das ist ein Gesetz dieser Zeit, in die wir uns gerade hineinentwickeln. Essen und Trinken gehören dazu! Nahrung soll zu etwas Erfüllendem, Freudvollem und Nährendem werden. Es ist jetzt an der Zeit, die Sucht nach Essen zu überwinden und das Essen als Ehrerbietung gegenüber dem Körper zu begreifen. Wir wollen dich dazu ermutigen, mehr Bewusstsein in die Zubereitung von Essen zu investieren und in ihr etwas Erhebendes und Erleuchtendes zu entdecken. Wir wollen dir nicht sagen »Du darfst dies und das nicht, weil ...«, sondern »Entwickle Bewusstsein für die Nahrung, und du wirst fühlen, was das Richtige für dich ist«.

Das stoffliche Essen an sich ist gar nicht so maßgeblich. Wir wollen vielmehr deiner Biologie einen höheren Stellenwert geben. Es gibt eine Quelle in dir, die die Urinformation einer reinen, jungen und dynamischen Zellstruktur enthält. In deinem Wesen existiert eine Essenz, die sich auf deinen ganzen Körper übertragen kann, wenn du das wählst. Lebe neue Bewusstheit auch in Bezug auf das Essen, und die Energie strahlt in dein ganzes biologisches und physiologisches System aus. Du veränderst die Art und Weise, wie die Energie der Nahrung in deinem Körper freigesetzt und verteilt wird. Die Nahrung ist die Antriebsenergie, die deiner Seele die Möglichkeit gibt, sich vollkommen zum Ausdruck zu bringen. In deinem innersten Kern oder deiner Seele bist du kein energetisches Wesen. In deiner reinen Seele ist keine Energie. Vielleicht bist du jetzt verwirrt, denn du dachtest, dass dein wahres Selbst ein energetischer Ausdruck ist. Aber genauso wenig, wie ein Auto das Benzin ist, ist deine Seele Energie. Das Auto ist ein Fahrzeug, das durch Benzin angetrieben wird, und so ist die Energie, um die es hier geht, nicht deine Seelenessenz, sondern die Antriebsenergie. So wird Essen zur Nahrung für die Seele.

In deiner Entwicklung hin zum höchsten Bewusstsein wirst du irgendwann entdecken, dass du eigentlich gar kein Essen brauchtest und nur süchtig nach Essen gewesen bist.

Du warst psychisch und mental abhängig, und auch dein Körper war süchtig nach Nahrung. Das Glaubenssystem, in dem du lebst, sagt ihm, dass du essen musst. Er speichert Nahrung, um für schlechte Zeiten vorzusorgen – was auch der Grund dafür ist, dass viele Menschen an Gewicht zunehmen. Sie wollen die Nahrung sprichwörtlich festhalten, um eine Art Vorratskammer zu haben. Aber im neuen Bewusstsein benötigst du eigentlich kein Essen mehr. Du kannst dich selbst aus der Sucht danach lösen und dein Leben endlich in Freiheit und

Unabhängigkeit genießen. Du kannst die enorme Energie genießen, die in ausgewählter Nahrung steckt, und beim Essen fühlen, wie dein Körper regelrecht aufblüht und aufleuchtet. Momentan ist diese Kraft noch in den verschiedenen Ebenen und Schichten der gewöhnlichen Nahrung verschlossen, und dein Körper ist noch nicht in der Lage, an die wahren Potenziale der Nahrung zu gelangen. Doch je weiter du dein Bewusstsein entwickelst, desto mehr wirst du in der Lage sein, an diese Schichten und Ebenen zu kommen. Du trägst dieses Potenzial schon immer in dir, und im derzeitigen Bewusstwerdungsprozess ist er gerade dabei, sich zu aktivieren. Dieses Potenzial ist ein Teil deiner kristallinen Struktur und wird immer mehr erwachen. Es ist weit jenseits des Körperlichen und doch ist es ein Teil von dir selbst. Wenn du denkst: Aber ich fühle das so nicht, kann das an deinem konditionierten Selbstbild liegen.

Stelle dir vor, dass der Prozess der Nahrungszubereitung einem spirituellen Erwachensprozess gleichkommt.

Wenn du dich dafür öffnest, kann bislang Unvorstellbares geschehen. Sei also sehr sensitiv, wenn du deine Mahlzeiten zubereitest, und erlebe diesen Prozess als etwas Erhebendes. Dann wird sich dein Essen, während du es wäschst oder schneidest, knetest oder formst, für seine reinsten Energiepotenziale öffnen. Du bringst dein höchstes Bewusstsein hinein, vermengst es mit der Nahrung. Dadurch ändert sich die Art und Weise, wie die Nahrung ihre Energie organisiert, bis hin zu dem Zeitpunkt, an dem du deine Mahlzeit verzehrst. Diese Energie kann dann wiederum von deinem Körper aufgenommen und verarbeitet werden. Und wie bereits gesagt benötigst du dafür kein aufwendiges Ritual, ein wenig bewusstes, tiefes Atmen, um bewusst im Körper anzukommen, reicht schon aus – denn dein Körper will Teil dieser Zeremonie sein. Du wirst einen deutlichen Unterschied feststellen, wenn du isst und wenn der Verdauungsprozess beginnt. Die Erfahrung des Essens sollte voller Freude sein. Wir werden uns von Essen als Notwendigkeit zum Überleben wegbewegen und hin zu Essen als einer freudvollen, heiligen Zeremonie. Dies wird die Beziehung zu dir selbst erhöhen. Du wirst am Tisch sitzen und eine heilige Erfahrung für den Körper, den Geist, die Seele und alle anderen Teile von dir machen. Auch wenn du nur deinen physischen Körper ernährst, nährst du jeden Bestandteil deines energetischen Systems mit.

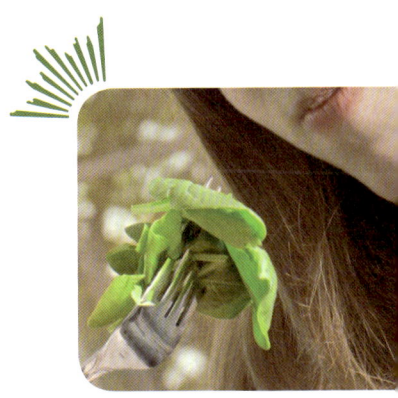

Komme wieder in Kontakt mit dir selbst und deinem Körper

Erschaffe ein Momentum in dir, um die Kontrolle über deinen Körper wiederzuerlangen. Dadurch kreierst du ein Perpetuum Mobile, das dein Zellleuchten anfeuert. Für Thorsten war es die Lichtnahrung, die ihm die Kontrolle über das Essen und seinen Körper zurückgab. Du musst nicht immer essen. Du bist in der Lage, dich dem konditionierten Selbstbild, der Sucht nach Nahrung und der Glaubensüberzeugung, stoffliche Nahrung zu brauchen, zu widersetzen. Du kannst Nein sagen. Gerade in Situationen wie dieser: Du sitzt in einem Flugzeug, und da kommt die nette Stewardess, lächelt und will dir diesen aufgewärmten, schrecklich leeren und ermüdenden Flugzeugfraß überreichen. Du sagst dann: Danke, nicht für mich! Diese Menschen sind oft sehr überrascht, und manchmal fühlen sie sich sogar zurückgewiesen, werden böse und lassen dich das den Rest des Fluges spüren. Manche Flugbegleiter haben aber auch Verständnis und bekennen sogar Scham für das, was sie da anbieten müssen. Die meisten Menschen jedoch essen dieses Zeug im Flugzeug, und das ist erstaunlich. Würdest du das wirklich Essen nennen? In der Lage zu sein, Nein zu sagen – und Ja zu dir selbst –, gibt dir eine enorme Kraft. Genau das lässt ein Momentum in dir entstehen, denn du fühlst dich danach enorm gut und sehr stark. Wenn du zwei Stunden lang nur einen Tee oder stilles Wasser trinkst, macht dich das stark und bringt dich in deine eigene Kraft zurück.

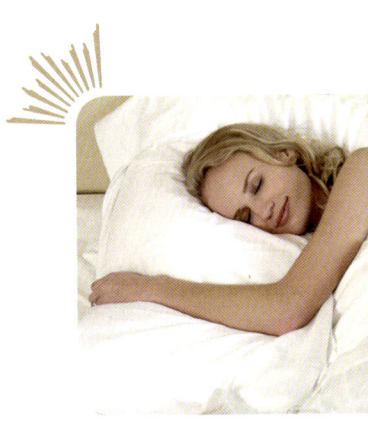

Ü
Übung

Willst du das trainieren? Mache doch einmal Folgendes: Lege dich einen ganzen Tag lang in dein Bett, mache die Augen zu, iss nichts, schlafe, verstecke dich, sei allein. Nach diesem einen Tag fühlst du dich wieder total aufgeladen von deiner eigenen Kraft. Du solltest am besten jeden Monat einen solchen Tag einlegen, an dem du nichts tust und nur im Bett liegst. In der freien Wildbahn wurden Tiere beobachtet, die, wenn sie lebensgefährlich verletzt waren, blieben, wo sie waren, drei, vier, sechs Wochen lang, ohne sich zu rühren. Sie aßen nichts, und nach ein paar Wochen standen sie auf und waren vollkommen regeneriert. Das kommt einem Wunder gleich! Wenn du also einmal im Monat einen solchen Regenerationstag einlegst, an dem du ruhst und, indem du nichts isst, auch deinem Körper Ruhe gönnst, dann verlängerst du ganz bewusst deine Lebensdauer.

Wenn wir uns anschauen, in welchem Stress wir leben, wie sich die Welt immer schneller dreht und alles immer noch größer und besser sein muss, welchen Ängsten, schädlichen Stoffen, Giften, Schwermetallen wir ausgesetzt sind und was für einen Mangel wir an echter, natürlicher, reicher und Leben spendender Nahrung haben, ist es kein Wunder, dass allein in Deutschland jedes Jahr 450 000 Menschen an Krebs erkranken, etwa die Hälfte stirbt daran. Das Immunsystem des Menschen ist so konzipiert, dass es überhaupt kein Problem damit haben sollte, dieser Ausnahmesituation im Körper Herr zu werden. Doch dem Körper fehlt die Energie. Warum gibst du ihm diese Energie nicht? Du hättest so viele Gelegenheiten, und wählst doch, oft aus Unwissenheit, manchmal auch aus Dummheit oder Gewohnheit, etwas anderes. Warte nicht länger damit, etwas zu verändern! Willst du warten, bis der Tag kommt, an dem es wirklich zu spät ist? Der Körper hat vielleicht genug Kraft, bis du 20, 30, 40, 50 oder 60 bist. Doch irgendwann geschieht es: Der Körper ist zu schwach, und alles gerät außer Kontrolle – und du wirst krank.

Du musst deinem Körper Ruhe gönnen. Du musst deinem Körper lichtvolle Nahrung geben. Er ist dein heiliger Ort, und du solltest ihn für deine eigene Zukunft wertschätzen, lieben und respektieren. Meditiere über folgenden Satz, zerlege ihn und werde dir seiner ganzen Aussage bewusst:

Je weniger du isst, desto länger lebst du, und letztlich bekommst du dadurch mehr zu essen. Je mehr Ruhe du dir gönnst, desto weniger »hart« musst du arbeiten, weil du umso mehr Energie hast und viel mehr erledigen kannst.

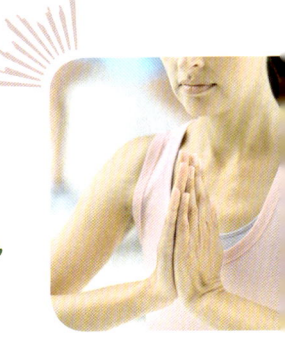

Manchmal kommt Essen einer schnellen Befriedigung gleich. Wenn du es jedoch schaffst, diese gewohnheitsmäßige Reaktion zu unterdrücken und, wenn du Hunger fühlst, bewusster damit umzugehen und nicht gleich zu essen, dann wird sich diese Gewohnheit verändern. Wenn du an einem Samstagmittag in deinem Bett liegst und dann irgendwann aufstehen willst, um etwas zu essen, weil du es immer so getan hast, dann verzögere deine Befriedigung, und iss dieses Mal bewusst nicht, sondern bleibe einfach liegen. Das baut Willenskraft und Disziplin auf. Denn ein Mangel daran hält dich, genauso wie die unterbewussten Muster und Konditionierungen, davon ab, ein neues Lebens- und Essmuster zu etablieren. Er macht zwar nur ungefähr 15 % aus, doch auch die sind wesentlich.[1] Du brauchst auch nachts kein Essen, du führst deinem Körper damit nichts zu. Nächtliches Essen ist ein undiszipliniertes Suchtverhalten oder eine Begleiterscheinung von Diabetes. Die Nacht ist für etwas anderes da.

---

1 In unserem Buch »Being Slim« sind wir hierauf sehr detailliert eingegangen und haben am Beispiel eines Eisbergs erklärt, wie das Unterbewusstsein und Gewohnheitsmuster funktionieren.

Warum reagiert unser Körper allergisch? Warum reagieren wir allergisch auf den Körper?

Heutzutage sind wir sehr viel mit Allergien und Unverträglichkeiten gegenüber bestimmter Nahrung konfrontiert. Deswegen wollen wir auch auf dieses Thema kurz eingehen und unsere Sichtweise dazu darlegen. Eine Allergie ist eine Art energetische Gegenwehr deines Körpers, und sie kann sich auf viele verschiedene Weisen zeigen. Vereinfacht ausgedrückt, ist eine Allergie eine auf Mangel basierende Reaktion in deinem System. Diese kann dich davon abhalten, einfach zu genießen. Natürlich können Allergien durch Nahrung ausgelöst werden, und wir machen dann diesen Soff zu einem großen Feind.

Doch an sich basieren Allergien alle auf konditionierten Glaubenssystemen und der Beziehung des Nahrungsmittels zu dir selbst.

Wenn wir also eine allergische Reaktion betrachten, dann ist das auch immer eine Reaktion uns selbst gegenüber. Um an die wirkliche Essenz der Störung zu gelangen, müssen wir da manchmal einer sehr komplexen Verkettung folgen. Wenn du z. B. eine Glutenallergie oder Milcheiweißunverträglichkeit hast, dann würde ein Gesundheitscoach herausfinden wollen, wo die Beziehung zu diesem Produkt gestört ist und wie du es wieder schaffen kannst, dass dein Körper Ja zur Milch oder zum Weizen sagt. Das ist eine sehr gute Möglichkeit, und es funktioniert bei fast allen Allergien. Doch es gibt noch einen anderen Ansatz, und dieser gibt uns das Bild eines viel größeren Potenzials des ganzen Allergienphänomens. Durch ihre Allergie haben die Menschen eine große Chance, viel bewusster zu werden, was ihre Ernährung betrifft. Warum nehmen wir Allergien nicht als Chance oder möglicherweise sogar als notwendige Herausforderung für einen Schritt in der Evolution der Menschheit an, die in der Zeit, in der wir gerade leben, eines der größten Geschenke darstellen könnte? Xavier Naidoo singt in einem seiner Songs »der Mensch lernt nur, wenn er Sch... frisst«. Könnte da etwas dran sein? Du schmunzelst vielleicht, doch ist es nicht so? Der im durchschnittlichen Bewusstsein lebende Mensch braucht immer noch genau dieses Leben, das ihm ein Bein stellt, um überhaupt eine Motivation zu spüren, etwas zu verändern. Beinahe jeder dritte Deutsche leidet an Allergien, doch das hat eben auch eine gute Seite. Es kann uns ganz einfach zu einer bewussten Ernährung führen.

Eine Allergie zwingt dich, sehr bewusst zu wählen, was du isst, und du kommst wieder in Kontakt mit deinem Körper und lauschst auf ihn – was mag er heute?

Ein Eis, ein Dutzend trockene Biohaferkekse, eine Schüssel frischen Salat, vielleicht nur ein, zwei Liter Wasser? Höre auf deinen Körper, denn das ist ein wesentlicher Bestandteil der Bewusstseinsentwicklung hin zum neuen Super-Food-Lifestyle. Die meisten Menschen wählen, was sie essen, aufgrund dessen, was gerade im Kühlschrank ist, was das nächste Fast-Food-Restaurant anbietet oder was der Supermarkt gerade im Sonderangebot hat. Ertappt? Aber in dieser Wahl ist überhaupt kein Bewusstsein. So funktionierst du allein aufgrund deiner Konditionierungen. Meist beruhen diese auf von deinen Eltern und Lehrern kopierten Lebensweisen. Was aber, wenn diese nicht dem ganzen Potenzial entsprechen, das es für dich in diesem Leben zu entdecken gibt?

Oh ja, es kann manchmal frustrierend sein, durch die Stadt zu laufen und nicht zu wissen, was du essen kannst. Wir können dir viel darüber erzählen, denn immer, wenn wir auf Seminar- und Vortragsreisen sind, müssen wir uns in jeder Stadt wieder der gleichen Herausforderung stellen: Wo gibt es etwas zu essen, in dem wir Liebe, Wertschätzung und ein natürliches Leuchten finden? Gerade in den Großstädten wird man mittlerweile überrollt von Franchise-Restaurants und Fabrikbäckereien, sodass unsere Suche meist ergebnislos bleibt. Wir müssen dann viele Kompromisse eingehen. Es gibt also nur eine Möglichkeit: Wir müssen gut planen! Wir sind nie mehr ohne unseren Minimixer, einem Obstmesser und einer selbst kreierten Super-Food-Mischung unterwegs, denn dann können wir sicher sein, dass wir zumindest bei einer Mahlzeit so versorgt sind, wie es unserer persönlichen Wahl entspricht. Was genau wir da Verrücktes tun, wirst du noch im hinteren Teil des Buches lesen. Wenn du dich bewusst dafür entscheidest, dann machst du dir sehr viele Gedanken über das Essen, und das beginnt schon bei der Vorbereitung. Schälst du den Apfel nun ganz bewusst, oder bist du mit deinen Gedanken schon bei den bevorstehenden Aufgaben? Zerreißt du den Salat möglichst schnell, oder machst du das sorgfältig, voller Wertschätzung und mit Liebe? Egal, was es ist – und das gilt nicht nur für das Essen –, tue es immer voller Gewahrsein! Bevor du von deinem Brötchen abbeißt, segne es. Dieses höchste Bewusstsein dient dir selbst, und das hast du auch verdient. Lebe dieses Bewusstsein einfach aus, doch mache kein übertriebenes Ritual daraus, mit dem du nur dein Ego füllst. Mache es nicht nur, wenn du beobachtet wirst und um andere Menschen zu beeindrucken mit deiner Spiritualität. Mache es nicht sichtbar, sondern mit deinem Herzen im Stillen. Schaue dein Essen verliebt an, und gib ihm die liebevolle Aufmerksamkeit, die du deiner Tochter, deinem Sohn, deinem Partner geben würdest.

Das Essen möchte nicht, dass du eine allergische Reaktion hast, es möchte nicht, dass du krank von ihm wirst. Segne das Essen, und beginne zu verstehen, dass es viele Schichten und Ebenen von Energie darin gibt. Und wenn du es in dein System bringst, erlaube ihm, dass es auf die beste Art und Weise von dir aufgenommen, energetisch transformiert und auf eine heilige Weise in deinem Körper verteilt wird. Du wirst erleben, dass die Allergien immer weniger werden und dass dein Körper mit allem umgehen kann, was du ihm gibst. Deine Absicht und deine Konzentration haben immer viel mehr Kraft als die Ursachen, die die Wissenschaft uns erklärt.

An Allergien kannst du beobachten, wie weit du vom Vertrauen in deinen Körper abgekommen bist. Die meisten Menschen haben keine gesunde Beziehung zu ihrem Körper. Du denkst vielleicht, du musst ihn halt herumtragen, liebst ihn vielleicht nicht einmal, betrachtest ihn argwöhnisch im Spiegel und lehnst dich dadurch immer wieder selbst ab. Du fühlst keine Kontrolle und Sicherheit, wenn er außer sich gerät und dann macht, was er will. Du bemerkst meist nicht, wenn er dabei ist, krank zu werden, und vielleicht noch nicht einmal, wenn er dabei ist, zu sterben. Du hast keine Beziehung und kein Vertrauen zu ihm. Wenn wir über eine Heilmethode der neuen Bewusstheit sprechen, dann kann diese nur über absolutes Vertrauen funktionieren. Vollkommenes Urvertrauen und das reine Gefühl für deinen Körper öffnen dir so viele Türen und werden dich mit Wohlstand bescheren![2]

Wenn du also mit Allergien konfrontiert bist, mit Magenproblemen, mit irgendwelchen körperlichen Dysbalancen, gibt es letztlich nur eine Möglichkeit, sie in den Griff zu bekommen: Du musst lernen, deinem Körper bedingungslos zu vertrauen. Wenn du es schaffst, deine Ängste vor Krankheiten und den Argwohn gegenüber deinem Körper loszulassen, wenn du deine eigene Kraft nicht länger immer wieder infrage stellst und aufhörst zu denken, dass du ein sehr zerbrechliches biologisches System bist, dann wird alles gut werden. Dein Körper ist nicht anfällig, du bist nur aus dem Vertrauen zu dei-

---

2   Mehr dazu findest du in dem Buch von Thorsten Weiss »Mit dem reinen Gefühl unendliche Möglichkeiten entdecken«.

nem Körper geraten. Du vertraust dir selbst nicht und gibst deswegen viel zu wenig Energie dahinein, dass dir dein Körper gesund und kraftvoll dient – und dienen kann. Energie folgt Energie. Vertraust du deinem Körper nicht, rastet er aus und drückt genau das aus, was dem fehlenden Vertrauen entspricht. Du erlebst es dann am eigenen Leib und wunderst dich, was da geschieht. Der Körper ist eine Art biochemisch-energetische Maschine, eine wunderbare Kreation der Schöpfung, und er weiß präzise, wie er sich selbst heilen und regenerieren kann. Du kannst sprichwörtlich ein Blatt Papier essen, und auch wenn es nicht schmeckt und das keine freudvolle Erfahrung ist, wäre dein Körper doch in der Lage, die Energie zu konvertieren, die Essenz des Papiers in etwas umzusetzen, was er verwenden kann. Wenn du diesen Gedanken weiterdenkst, wirst du wieder dort ankommen, dass dein Körper überhaupt keine Nahrung benötigt. Er ist nur süchtig danach. Süchtig nach Geschmacksverstärkern und Gewohntem.

Natürlich glaubst du das nicht, denn du erfährst in deinem Alltag etwas anderes. In deinem konditionierten Alltagsleben gehst du deinen Lüsten nach. Du hast Kollegen, Freunde und Familie, und sie alle wissen, dass man essen muss. Und dann ist da noch eine andere Quelle, aus der du vielleicht deine Weisheiten beziehst – die Medien. Sie haben den wohl wesentlichsten Einfluss, denn sie haben Macht und sie verbreiten Angst. Es wird sehr viel Angst verbreitet, und sie hat meist nichts mit der Wahrheit zu tun. Alles, was wir in den Mainstream-

Nachrichten sehen, ist nicht echt. Es ist ein kleiner Ausschnitt dessen, was wirklich geschieht, ein verändertes Bild der Wahrheit. Das dient oft dazu, uns Angst zu machen. Du musst lernen, das auszuschalten. Auch das erfordert Disziplin, diese Informationen auszublenden und zu entscheiden: Das ist nicht real! Für manche Menschen ist das eine leichte Übung, doch für manche ist es ein ewiger innerer Streit. »Ich muss doch wissen, was in der Welt vor sich geht, ohne meine Tageszeitung fühle ich mich verloren oder kann nicht mitreden.« Doch wer so denkt, sieht nie die Wahrheit und die wahrhaftige Realität. Du musst dich tatsächlich von der Außenwelt abschotten, wenn es darum geht, deine eigene Wahrheit zu entdecken. Und das geht! Wenn du dieses neue Bewusstsein wirklich in dein Denken integriert hast, dann kannst du auch wieder zurückkehren in diese scheinbar normale Welt, doch dann begegnest du ihr auf einem ganz anderen, bewussten Niveau. Warum sagen wir das? Wenn du deinen Lebensstil verändern möchtest, wenn du dich stärker auf deine wahren Bedürfnisse konzentrieren möchtest oder vielleicht irgendwann die Wahl triffst, dich nur noch von Rohkost zu ernähren, dann wird dir deine Umwelt einen Vogel zeigen. Sie wird mit allerlei guten Ratschlägen auf dich zukommen, die sie aus den Medien hat, und sie wird alles widerlegen, was hier in diesem Buch steht. Sei dir also sicher, dass du sehr stark und dafür bereit bist, wenn du diesen Schritt wirklich gehen möchtest. Deswegen ist es so essenziell, dass du immer wieder zu dir selbst sagst:

Ja, ich bin jetzt offen und bereit dazu, eine Wahl zu treffen, die meiner eigenen tiefen Wahrhaftigkeit entspricht. Ich sage jetzt Ja zu mir selbst und werde alles dafür tun, wieder ich selbst zu sein. Ich bin bereit, mich wieder zu spüren und meiner eigenen Wahrhaftigkeit zu folgen.

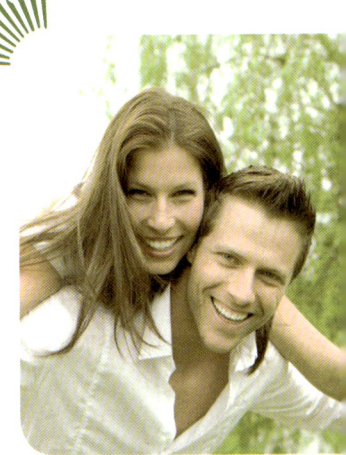

Essen aus purer Freude – die Vision 2130

Unser Glauben über Essen und Ernährung besteht so sehr aus Paradigmen, Überzeugungen und wissenschaftlichen Erklärungen, dass es unserer Gesellschaft sehr schwerfällt, sich überhaupt einem neuen Ernährungsbewusstsein anzunähern. Die wenigsten Menschen können sich völlig ihrer Körperintelligenz überlassen, denn der Einfluss dieses kollektiven Glaubenssystems ist stark. An sich weiß ein Teil in dir ganz genau, dass dein Gewurstel mit den ganzen Diäten nur mit Glauben zu tun hat. Du weißt eigentlich, dass Richtig oder Falsch nie objektiv sein können sondern immer nur mit dir selbst zu tun haben.

Lasse uns doch einmal völlig von vorn beginnen und reinen Tisch machen. Diese Vision 2130 von einer völlig neuen Sichtweise ist sicherlich für die meisten Menschen noch nicht lebbar. Wir wollen auch auf keinen Fall empfehlen, es zu probieren. Was du jetzt hier lesen wirst, ist ein fiktives Zukunftsszenario. Doch es wird ein mögliches Szenario, wenn du als Individuum es schaffst, dich völlig aus dem kollektiven Glauben herauszulösen und jede Konditionierung hinter dir zu lassen. Wir als Menschheit werden noch ein paar Jahre dazu brauchen, denn im kollektiven Bewusstsein müssen noch viele kleine und auch große Entwicklungsschritte stattfinden. Einer der Schritte ist dieses Buch. Das kollektive Bewusstsein wird dich immer beeinflussen. Je mehr

Menschen aber ein neues Bewusstsein entwickeln, desto näher kommen wir dem kritischen Punkt, an dem sich das entstandene Momentum nicht mehr aufhalten lässt und eine Eigendynamik entsteht – ein sich immer selbst antreibendes, sich verbreitendes Bewusstsein.

Nehmen wir doch als Beispiel einen trockenen Keks. Einen von der Sorte, die nicht besonders lecker ist und die du bei jedem Discounter kaufen kannst. Ein sich bewusst ernährender Mensch würde so einen Keks eher nicht mehr essen, weil der dem Körper nichts, aber auch gar nichts zuführt – außer Müdigkeit und Schlappheit. Und neben diesem trockenen, leeren Keks stellen wir uns eine schön angerichtete Schale mit Blattsalaten, Tomaten, frischen Kräutern, Radieschenscheiben, Avocadostücken, frisch geernteten Sprossen und Kürbiskernen vor. Doch diese beiden Gerichte enthalten in ihrem Kern dieselbe Essenz. Ein Ernährungswissenschaftler würde bei dieser These wahrscheinlich laut aufschreien. Ein Biologe würde sagen, dass die Energie von ganz unterschiedlichen Quellen stammt und wir hier einen getrockneten Getreidekeks mit einem frischen, lebendigen Salat vergleichen. Doch nimmt die Wissenschaft Bezug auf Bewusstsein und Energie, versteht sie deren Einfluss in vollem Umfang? Natürlich könnten die Konsistenz, die Frische, die sichtbare Lebendigkeit von Keks und Salat unterschiedlicher nicht sein, und selbst der Geschmack ist völlig unterschiedlich. Der Keks stellt ganz andere Stoffe zur Verfügung, und wir setzen beides auf ganz unterschiedliche Weise ein. Doch in ihrem Kern sind sie dasselbe.

Du könntest dich ausschließlich von trockenen Keksen ernähren. Jetzt lebst du noch in dem Glauben, dass du jeden Tag frische biologische Nahrungsmittel benötigst. Und natürlich leben auch wir beide noch in diesem Glauben, dass wir in dieser bedeutenden Zeit der Bewusstseinsevolution bestimmte Energien benötigen, die wir in Super Food und Green Smoothies finden, die voll von Chlorophyll sind und so das Zellleuchten wiedererwecken. Wenn wir offen sind, dann werden wir immer weiter wachsen. Es ist also keinesfalls kontrovers, wenn wir in dieser Vision etwas schreiben und später im Buch etwas anderes. Wir geben dir damit nur einen Ausblick auf die Zukunft, von der wir glauben, dass sie eine »logische« Folge dessen ist, was wir gerade durchlaufen, erkennen und verwirklichen. Lasse uns also noch tiefer eindringen in das Verständnis der Essenz der Nahrung. Diese Vision beinhaltet wahrscheinlich viel mehr Spaß und ist viel sinnvoller als das Glaubenssystem, in dem du momentan lebst und das sich aus den Gesetzmäßigkeiten zusammensetzt, die du momentan erfährst. Doch irgendwann wirst du bei der wahren Essenz des Essens anlangen.

Vergiss also alles, was du jemals über Nahrung und Ernährung gelernt hast, und du wirst nur noch mit Freude essen und vollkommen bewusst.

Wenn wir Freude sagen, dann meinen wir nicht die kurzfristige Befriedigung von Hunger oder den Appetit, den du empfindest, wenn du eine Pizza oder einen Schweinebraten riechst. Die Sucht nach diesem stark verarbeiteten Essen, nach Geschmacksverstärkern, Emulgatoren und anderen Lebensmittelzusatzstoffen ist so stark, dass die meisten Menschen überhaupt nicht in der Lage sind, davon abzulassen. Die Lebensmittelkonzerne wissen das ganz genau, und sie setzen dieses Machtinstrument natürlich ganz bewusst ein, um den Verbraucher weiterhin an der Nase herumzuführen. Die Marketingpsychologen wissen ganz genau, wie sie etwas in Szene setzen müssen, damit der Verbraucher es in Mengen und ohne darüber nachzudenken kauft und konsumiert. Das einzige, was wirklichen Frieden bringt, ist, das Bewusstsein für die individuelle Wahrhaftigkeit zu erreichen und aus seinem eigenen authentischen Empfinden heraus seinen eigenen Frieden zu erlangen. Dann, wenn jeder Mensch in Frieden ist, gibt es auch im Außen Frieden. Wenn viele Einzelne ihr Bewusstsein entwickeln, auch in Bezug auf den Konsum von Nahrung, die die Zellen erleuchtet, dann gelangen wir im Kollektiv in diese neue Bewusstheit. Dann entsteht auch eine neue Ära des Essens, und die Vision 2130 kann Wirklichkeit werden.

Dafür müssen wir uns all die unterschiedlichen Diäten und Glaubenssysteme ansehen. Zwischen ihren Verfechtern gibt es immer wieder die Diskussion, ob der Konsum von Fleisch richtig oder falsch ist. Dazu müssen wir uns immer wieder das Prinzip bewusst machen, dass in allem, was du isst, viele verschiedene Schichten der Energie sind. Wenn du ein Brot isst, sind in der absolut dichtesten Ebene Weizen und ein paar andere Zutaten. Wenn du dieses Brot dann nicht wirklich ganz bewusst isst, dann öffnest du nur diese erste Schicht der Nahrung. Wenn du vor dem Essen tief atmest, um in dein höchstes Bewusstsein einzutauchen (siehe S. 15) und vielleicht sogar das Essen segnest und Freude hineinprojizierst, wenn du dir bewusst bist, dass du es isst, und nicht so schnell isst, dass du vergisst, dass du gerade isst – dann wirst du viel mehr Schichten und Ebenen des Brotes selbst aufbrechen und du wirst in die tieferen Energieschichten des Brotes viel weiter hineinkommen. Dadurch würdest du es schon viel besser und einfacher verdauen. Viele Menschen haben Verdauungsprobleme. Es werden allein in Deutschland jedes Jahr mehr als 40 Millionen Packungen Abführmittel und mehr als 150 Millionen Packungen Magen-Darm-Medikamente verkauft. Jedes Jahr. Und warum brauchen wir die? Weil wir den physischen und nichtphysischen Schichten der Energie nicht erlauben, sich zu öffnen.

Vielleicht ist das auch bei dir so. Wir gehen davon aus, dass du, da du dieses Buch liest, auf dem Weg des Erwachens bist. Daher durchlebt dein Körper gerade sowieso einen schwierigen und herausfordernden Prozess der spirituellen Integration. Er ist davon ohnehin verwirrt, und wenn er dann auch noch dieses unnatürliche und wertlose Essen zu verdauen versucht, du vielleicht noch gestresst bist, dann ist es ihm beinahe unmöglich, sich auch noch für diese Energie zu öffnen. Das ist zu viel auf einmal. Wir nennen diesen Entwurf deswegen auch die Vision 2130. Das heißt nicht, dass du dich bis in das Jahr 2130 gedulden müsstest, es ist kein absolutes Datum, vielmehr eine Metapher. Genauso wie am 21. Dezember 2012 nicht irgendjemand einen Schalter umgelegt hat und alles auf einen Schlag anders wurde, ist es ein Prozess. Die spirituelle Wende »2012« hat bereits mit der harmonischen Konvergenz im Jahre 1987 begonnen, und sie wird für viele Menschen auch noch viele Jahre lang eine Rolle spielen. Jede individuelle Entwicklung hat ihren eigenen Mechanismus. Gehe einen Schritt nach dem anderen, und habe dabei nicht das Ziel, schnell zu sein oder an einem bestimmten Punkt ankommen zu müssen.

Nehmen wir noch einmal unseren trockenen Keks. Dieser Keks beinhaltet Tausende und Abertausende energetische Schichten. Er beinhaltet die Energie des Essens selbst, die Energie seiner Herkunft, die Energie der Felder, auf denen das Korn angebaut wurde, der Menschen, die dort lebten, die Energie der Bauern, die das Feld bestellten, die Energie der Menschen, die den Keks backten. Er beinhaltet selbst die Energien der nichtphysischen Ebenen, die Energie Gaias, der Erde und die Energie des Wassers, das auf die Felder regnete. Und natürlich sind da auch die energetischen Schichten der Insektizide und der Pestizide, die auf den Feldern gesprüht wurden, die Energie der Menschen, die einen schlechten Tag hatten, als sie den Teig zubereitet haben. Und all diese Schichten gehen in Resonanz mit deinem Bewusstsein. Du öffnest dich also auch diesen »negativen« Schichten. Doch weil du durch dein wachsendes Bewusstsein zu einem Transformator von Energie wirst, sind, wenn du diesen trockenen Keks in deinem Körper verdaust, diese negativen Schichten nicht länger negativ, sondern einfach nur Energie. Sie unterstützen deinen physischen Körper und geben ihm Energie. Und der Körper baut alle Energien, die im Moment nicht benötigt werden, ab. Die ungenutzte Energie wird nicht länger gespeichert und als toxische Energie in deinem Körper eingelagert, sondern auf feinstofflicher Ebene verteilt. Sie wird einfach mit deinem Schweiß und deinem Atem nach außen gehen. Es wird immer essenzieller, dem Bewusstsein von Energie mehr Bedeutung zu geben, nicht nur was die Nahrung betrifft. Das Feinstoffliche wird einen viel größeren Einfluss haben. Deswegen ist es von enormer Wichtigkeit, deinen Körper zu entgiften. Gib ihm die Möglichkeit zu revitalisieren, und bereite ihn durch Super Food und zellerleuchtende Lebensmittel darauf vor, ein Energietransformator zu sein. Irgendwann ist es dann einmal völlig egal, ob du einen Keks isst oder eine Schale Salat – und du bist auf beide nicht mehr angewiesen. Du kannst die tiefsten Schichten der Energie der Nahrung aufspalten und dorthin vordringen, wo das Leben gespeichert ist – in der tiefsten Essenz von allem.

Später werden wir noch auf die Gefahren von weißem Zucker und raffinierten Lebensmitteln eingehen. Deswegen erscheint dies hier vielleicht wie ein Widerspruch. Aber du musst verstehen, dass diese Vision für beinahe keinen Menschen bereits lebbar ist. Diese Art der Nahrung kann erst praktiziert werden, wenn du so weit bist, dein absolut authentisches und wahrhaftiges Ich zu leben. Ob du also eine Schale mit Blattsalaten isst oder eine Schüssel mit raffiniertem Zucker: Sie beinhalten dieselbe energetische Essenz. Nur sind beide ein wenig verschieden aufgemacht, und es hängen die ganzen Glaubenssysteme darum herum. Dein Körper ist bis jetzt nicht dafür konzipiert, eine große Menge Zucker zu verarbeiten, weil dein Körper auf diese Weise trainiert und konditioniert ist. Probiere bitte nicht, eine Schüssel Zucker zu essen, doch irgendwann wird dein Körper in der Lage sein, die Essenz aus raffiniertem Zucker zu absorbieren. Stelle dir diesen Zucker wie eine Grube vor, bei der du oben in den Lift steigst und langsam in die Tiefe fährst. Normalerweise, wenn du beispielsweise einen Löffel Zucker in deinen Kaffee gibst, spaltest du nur die äußeren Schichten ab. Du fährst also mit dem Grubenlift nur ein paar Meter in die Erde hinein und findest nur Erde und Lehm, denn die Bodenschätze liegen viel tiefer. Aber diese Energie ist schwierig für deinen Körper aufzunehmen und bringt dir nicht viel. In den tieferen Schichten und Ebenen kann dein Körper in unserer Vision unendliche Mengen Energie erreichen, deren Essenz er leicht entschlüsseln und verwerten kann. Und in unserer Vision kann dein Körper diese Energie genauso aus einem Salat wie aus dem Zucker herauslösen und ist damit vollwertig ernährt. Die Ernährung ist ein wesentlicher Teil eines Menschen der neuen Bewusstheit. Dabei braucht sein Körper sie nicht einmal wirklich. Es geht dabei nur um deine Freude. Und dort ist die Essenz der Energie zu finden.

Wie gelangen wir dorthin? – der Übergang

Gehen wir aus der Vision 2130 zurück in die Gegenwart. Beim momentanen Essen sind die Herausforderungen groß, an die Lebenskraft zu gelangen, denn heute können wir sie nur aus den äußeren Schichten der Nahrung abspalten. Und jetzt ist es natürlich noch so, dass der Salat da viele, viele Vorteile gegenüber dem Keks oder der Schale Zucker hat.

Beide enthalten zwar im Kern die gleiche Energieessenz, allerdings ist dein Körper noch nicht darauf ausgerichtet, diese aufzuspalten. Er muss noch lernen, wie die Verarbeitung von Bewusstsein und Energie überhaupt funktioniert. Deswegen ist es momentan für deinen physischen Körper viel einfacher, genau die Nahrung zu verwerten, die diese Energie des Lebens, die Energie einer lebendigen Zelle, auf den äußeren Schichten hat. Bei den raffinierten und stark weiterverarbeiteten und haltbar gemachten Lebensmitteln sind diese Schichten nach unten verschoben. Daher solltest du solche Nahrung weglassen und Nahrung bevorzugen, bei der diese Energieessenz auf der obersten Schicht sitzt, sodass sie direkt und ohne Anstrengung zugänglich ist. Diese Nahrung bezeichnen wir als Super Food. Super Food führt einen erwachten Menschen in seinem Bewusstsein weiter und bringt das Zellleuchten hervor. In den letzten Jahren unserer spirituellen Entwicklung haben wir uns damit beschäftigt, unser Herzleuchten zu entfachen. Und dies ist uns allen auch gut gelungen. Jetzt ist es an der Zeit, einen Schritt weiter zu gehen. Wir treten jetzt mit unserem Bewusstsein in die Ära ein, in der wir bewusst erfahren können, dass diese verschiedenen Schichten von Energie existieren, und lernen, diese zu betreten, bewusst zu erreichen und uns so für das Zellleuchten zu öffnen. Wenn wir auch das geschafft haben, können sich unsere Körper und unsere Energiesysteme dann wieder weiterentwickeln. Vielleicht brauchen wir dafür ein paar Monate, vielleicht ein paar Jahre oder sogar Jahrzehnte.

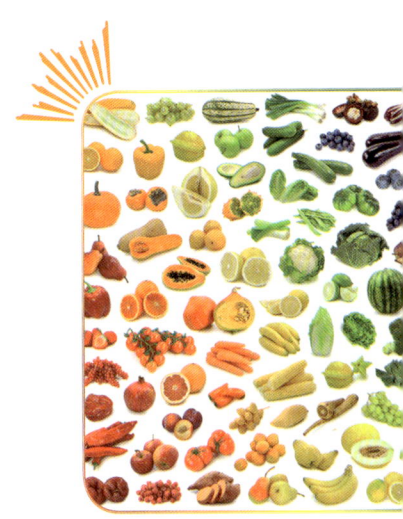

Worauf liegt dein Fokus – Gesundheit oder Zellleuchten?

Was bedeutet es überhaupt, vollkommen gesund zu sein? Hast du dafür eine Liste von Kriterien? Oder benötigst du gar keine Checkliste, weil irgendeine Intelligenz in dir ganz genau weiß, was Gesundheit bedeutet? Musst du dich darauf ausrichten, gesund zu sein, oder kannst du darauf vertrauen, dass dich das Erlangen des Zellleuchtens automatisch auch in die Gesundheit führt? Was könnte einen mehr berühren, als dieses Licht in den Augen zu sehen, wenn man in den Spiegel schaut? Was könnte einem mehr Glücksgefühle und Vertrauen schenken, als wenn man wieder die Leichtigkeit in seinem Leben wahrnimmt?

Wir glauben nicht mehr, einer bestimmten Diät folgen zu müssen, um gesund zu sein. Alles steht und fällt damit, ob wir dieses Licht in unseren Augen sehen, das von der Liebe in unseren Herzen und dem inneren Leuchten unserer Zellen entfacht wird. Das ist enorm wichtig: Bitte höre zuallererst immer auf deinen eigenen Körper, wende dich an seine Intelligenz, und lerne wahrzunehmen, was sich für dich persönlich am besten anfühlt. Ernähre dich nicht mit dem Ziel, gesund zu sein, sondern, um selbst Licht und höchstes Bewusstsein zu sein. Wenn du voller Vertrauen darauf hinarbeitest, deine Zellen zum Leuchten zu bringen, wird dir das viel neue Lebensqualität bringen. Das Leben in einem erleuchteten Körper ist der nächste logische Schritt in der Bewusstseinsent-wicklung. Denn was bringt dir ein erleuchteter Geist, wenn er sich verloren und allein fühlt? Was bringt dir ein erleuchtetes Herz, wenn es in einem Körper schlägt, der keine harmonische Resonanz mit ihm entwickeln kann? Du bist spirituelle Energie, und darauf sollte auch dein Umgang mit Ernährung und Essen ausgerichtet sein. Wir sollten die Lebenskraft der unberührten Natur als Geschenk annehmen, denn was leuchtende, lebendige Nahrung dir geben kann, ist ein großer Segen für dich.

Wenn du sehen könntest, was in deinen Zellen geschieht, wenn du biologisch angebaute, unverarbeitete Nahrung zu dir nimmst, würdest du nie mehr etwas anderes essen wollen. Du siehst hier vier ganz faszinierende Bilder. Die-se Bilder wurden mit einer speziellen Aufnahmetechnik gemacht, der sogenannten Kirlian-Fotografie. Um diese Bilder zu erhalten, werden elektrische Felder mit einer speziellen Fototechnik kombiniert. Dadurch können wir dann die subtilen Energiefelder sehen und lebende von nichtlebender Nahrung deutlich unterscheiden.

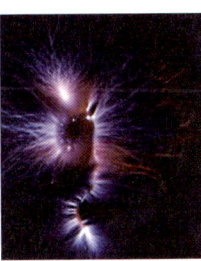 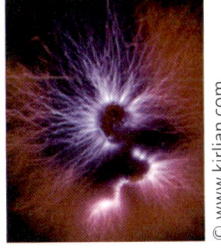

© www.kirlian.com

Abb. 1 (gekochte Nahrung) Abb. 2 (rohe Nahrung)

Auf den Fotos auf der vorigen Seite wird der Unterschied zwischen gekochter und roher Nahrung deutlich. Links siehst du biologisch angebaute Linsensprossen, die für 2 bis 3 Minuten bei 60 Grad erhitzt wurden – so, wie wir normalerweise unser Gemüse zubereiten. Rechts siehst du die gleichen Linsensprossen im rohen Zustand. Es ist deutlich zu sehen, dass das Zellleuchten der Nahrung beim Erhitzen um ein Vielfaches abnimmt.

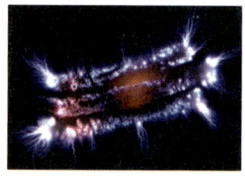

© www.kirlian.com

Abb. 3 (gekochte Nahrung)   Abb. 4 (ungekochte Nahrung)

Hier siehst du links weiterverarbeitete, mit Lebensmittelzusatzstoffen angereicherte Pommes frites von einem bekannten Fast-Food-Restaurant und rechts eine frisch geschnittene Spalte einer rohen biologisch angebauten Kartoffel. Die Klarheit und Vollkommenheit der reinen, unbehandelten Frucht und ihre Aura sind deutlich zu erkennen.

Siehst du die Unterschiede? Wie wunderbar die Energie von biologisch angebauter, roher Nahrung leuchtet? Stelle dir vor, was geschieht, wenn du dieses lebendige Essen im rohen Zustand zu dir nimmst! Dieses Leuchten überträgt sich beinahe eins zu eins auf deinen Körper und deine Zellen. Diese Bilder zeigen uns sehr deutlich, was echtes Leben ist und wie viel mehr Leben in biologisch angebauter Nahrung steckt als in weiterverarbeiteten und erhitzten Nahrungsmitteln. Wir werden in diesem Buch nicht so sehr auf die Frage biologisch oder nichtbiologisch eingehen, denn wir denken, dass mittlerweile jedem klar ist, dass es das Beste für ihn ist, saubere Nahrung ohne Pestizide zu wählen. Du weißt sicher, wie sehr unser Essen durch Pestizide, Hormone und Toxine belastet ist. Nicht immer ist es einem möglich, sich zu hundert Prozent biologisch zu ernähren, und das muss man dann einfach »guten Gewissens« hinnehmen. Doch wenn du aus beidem wählen kannst, sollte deine Entscheidung immer für biologisch fallen. Ist es unmöglich, in einer Alltagssituation wie z. B. auf Flughäfen und Bahnhöfen, auf Reisen und im Ausland das zu bekommen, was deiner ersten Wahl entspräche, solltest du als Nächstes überlegen, ob du jetzt gerade essen musst oder noch bis zur nächsten Gelegenheit warten kannst, das zu bekommen, wofür du dich entschieden hast. Wenn es nicht anders geht, dann wählen wir zumindest immer frisch zubereitete und möglichst rohe Speisen. Dann hat der Körper wenigstens noch eine Versorgung mit Enzymen und wird dadurch gestärkt, um den vergifteten Anteil der Nahrung wieder auszugleichen.

Viele Menschen sagen uns: Das ist sinnvoll, doch es ist teuer, sich so zu ernähren. Aber das ist relativ, denn die Kosten für Arzt und Krankenhaus werden immer teurer sein als jede präventive Investition. Und letztlich wollen wir dir nur das vorstellen, wovon wir überzeugt sind, dass es das Beste ist und dass es in diese Zeit gehört. Wir möchten dir eine Idee, einen Anhaltspunkt, einen Schubs geben, um dein Bewusstsein in Bezug auf das Essen zu verändern. Passe unsere Vorschläge deinen eigenen Möglichkeiten an, und mache, wenn du dich dafür entscheidest, das Beste daraus!

Nahrung repräsentiert Bewusstsein

Wenn wir über die energetischen Schichten und Ebenen von Nahrung sprechen, dann müssen wir natürlich noch einmal genau hinsehen, was die herstellende Nahrungsmittelindustrie und die Nahrungsmitteldistribution für eine Rolle dabei spielen. Das ist vielleicht einer der wichtigsten Schritte für die Entwicklung einer Bewusstheit für die energetischen Komponenten der Nahrung. Die Art und Weise, wie Nahrung momentan hergestellt wird, ist vielen Menschen überhaupt nicht bewusst: Industriell hergestellte Lebensmittel, also schätzungsweise 95 % der Produkte, die du in einem gewöhnlichen Supermarkt kaufen kannst, sind ohne jegliches Bewusstsein hergestellt und eigentlich chemische Experimente am Kunden. Es gibt natürlich ein paar Herstellungsbetriebe, die sehr bewusst mit ihren Produkten umgehen, doch im Allgemeinen können wir davon ausgehen, dass die Nahrungsmittel, die wir in den Supermärkten kaufen können, nach dem Prinzip der Massenherstellung zur Gewinn- und Ertragsmaximierung hergestellt sind. In diesem Essen ist wahrscheinlich wenig oder kein Herzbewusstsein. Wenn wir diese Nahrung energetisch betrachten, dann finden wir dort wahrscheinlich nichts als das Bewusstsein von Gier und Macht. In den auf diesem Prinzip aufgebauten Unternehmen – und das sind die meisten – arbeiten wütende Mitarbeiter, die frustriert sind über ihre Arbeit, weil die Firmen aus ihren Mitarbeitern den letzten Rest

Energie herausdrücken. Es geht ihnen nämlich nur um Ertrag. In diesen Unternehmen finden sehr viele unbewusste Dynamiken statt, die wir dann später essen, denn Nahrung ist nichts anderes als eine Repräsentation von Bewusstsein. Viele Menschen haben sich deswegen entschieden, kein Fleisch zu essen. Sie haben verstanden, dass sie dabei die energetischen Schichten des Leidens und der Ängste der Tiere äßen. Diese Menschen sind sich also sehr bewusst über die Emotionen der Tiere und die Folgen des energetischen Imprints, den dadurch das Fleisch erhält. Sehr gut! Das ist Bewusstheit. Doch warum hört es bei vielen da auf? Sie sind sich nicht dessen bewusst, dass auch Menschen, die lustlos zur Arbeit gehen, die gemobbt werden und die in den Großkonzernen ausgenommen werden, genauso mit dieser Energie unsere Lebensmittel beeinflussen.

Sie essen kein Fleisch, weil sie die Todeskampfängste der Tiere nicht aufnehmen möchten, und entscheiden sich deswegen, Vegetarier zu sein und nur noch Biogemüse vom Discounter zu essen, und sie fühlen sich gut damit. Schade, das ist an sich ein guter Ansatz, doch er geht fehl. Diese Produkte sind derselbe Mist! Das Gefühl, das du beim Essen dieser Lebensmittel hast, ist flach. Kennst du das Gefühl, dass du hungrig wirst, sobald du einen Discounter betrittst? Du riechst das Essen und wirst immer noch hungriger – oder immer leerer? Dieses Gefühl kommt nicht nur daher, dass du dort das Essen riechst, es rührt von dem Mangel an echter, wahrhaftiger Energie her. Damit gehst du unbewusst in Resonanz. Diese Nahrungsmittel, die dort in den Regalen liegen, sind echte Energieräuber! Diese Produkte sind völlig leer. Essen sollte dich aber nicht hungrig machen und dir Energie rauben. Es sollte dich zum Leuchten bringen und dir echte und fühlbare Energie geben. Wenn dich Essen ermüdet, dann ist das ein Zeichen dafür, dass du dir Gedanken machen solltest, ob diese Nahrung die richtige für dich ist.

In der Nahrungsmittelindustrie ist momentan eine schlimme Dynamik zu sehen. Die Manager der Fabriken, in denen unsere Nahrung hergestellt wird, sind sich auf einer gewissen Ebene sehr bewusst darüber, was sie da tun. Sie wissen, dass, je tiefer sie die Energie in das Essen einschließen, es also unzugänglich für den unbewussten Esser machen, desto hungriger ein Kunde sein wird, wenn er das Produkt im Laden wahrnimmt, und desto mehr muss er davon essen, um satt zu werden. Sie wissen, dass dieser Energieaustausch dazu führt, dass der Kunde nach dieser Packung Chips hungert, weil die darin enthaltenen Stoffe so verschlossen sind. Das ist das Prinzip: Ich mache mich rar und dadurch interessant. Du reagierst unbewusst darauf und glaubst, dass das Produkt dir Energie gibt. Doch es ist genau andersherum: Du gibst diesem Essen Energie bzw. merkst gar nicht, dass es Energie von dir nimmt.

Wenn du als bewusster Mensch in die Lebensmittelkette involviert wärst, könnte viel neues Zellleuchtenpotenzial in den Lebensmittelkonzernen aktiviert werden. Das ist mit ein Grund, warum wir dieses Buch hier schrieben. Weil wir mit unserem Bewusstsein etwas bewegen wollen. Und dazu wollen wir auch dich ermutigen. Vielleicht spürst du ja in dir den Ruf, ein Restaurant zu eröffnen oder Lebensmittel anzubauen oder herzustellen, oder du bist bereits in den Herstellungsprozess von Nahrung involviert. Selbst wenn du nur auf dem Samstagsmarkt aushilfst und Gemüse verkaufst, wirst du mit deinem erwachten Bewusstsein einen energetischen Beitrag leisten.

Du gibst dem Essen ein neues Potenzial. Du machst es lichtvoll!

Wir haben uns entschieden, das auch zu tun. Es war immer schwierig für uns, zellerleuchtende und vitalisierende Nahrung zu kaufen, deshalb haben wir uns entschieden, eine bewusste Auswahl in unserem Webshop anzubieten für Menschen, die – wie wir – sehr lange Zeit auf der Suche nach Versorgern für lebendiges Super Food in Deutschland waren. Wir haben die Produkte manchmal monatelang gesucht. Jetzt geben wir selbst die Komponente des höchsten Bewusstseins in den Nahrungsmittelmarkt. Wenn immer mehr dieses Bewusstseins in die Nahrungsmittelherstellung einfließt, verändert sich dadurch irgendwann das Nahrungsbewusstsein einer ganzen Gesellschaft. Die Energie der neuen Bewusstheit breitet sich von selbst aus.[3] Du wirst in diesem höchsten Bewusstsein deine Nahrung auswählen und zuberei-

---

3   Wenn du genau wissen willst, wie das funktioniert, dann schaue in die Bücher von Thorsten Weiss »Lebe Neue Bewusstheit« und »Mit dem reinen Gefühl unendliche Möglichkeiten entdecken«.

ten, und du wirst begreifen, dass die Art und Weise, auf die das Essen zum Tisch getragen wird, die Energie des Essens beeinflusst. Auch ein erwachtes und liebevolles Service-Personal in der Gastronomie hat einen Einfluss auf das Essen, denn die Energie, die von den Köchen bei der Zubereitung liebevoll und voller Hingabe in es hineingebracht wurde, könnte durch einen Kellner, der seine Arbeit hasst, auf den paar Metern bis zum Gast bereits wieder zunichte gemacht sein. Wenn der Koch, der die Mahlzeit zubereitet, seinen Job liebt und bei seiner Arbeit seinem Herzen folgt, öffnet er bereits ein paar Schichten für einen anderen, viel feineren Geschmack. Und wenn es in Ehre und nicht in Wut zu dem kommt, der es verspeist, dann hat dieses Gericht das Potenzial, den Tag dieser Person zu verändern – und vielleicht sogar dessen Leben.

Was würde wohl passieren, wenn eine Woche lang nur noch erleuchtete Menschen in den Restaurants arbeiten würden? Wir könnten dadurch einen Unterschied auf dieser Welt erreichen. Du kannst den Tag eines Menschen retten, wenn du ihm sein Essen mit einem Lächeln in deinem Herzen zubereitest. Das wäre ein Segen für diese Person, denn das Energiepotenzial des Liebesbewusstseins verändert alles. Die beste Möglichkeit, neue Bewusstheit auf eine sehr praktische und geerdete Art und Weise zu verbreiten, ist, dies über Nahrung und Wasser zu tun. Denke doch einmal darüber nach, ob darin für dich möglicherweise eine wunderbare Geschäftsidee steckt.

Vegetarisch oder flexigan – Tier oder Pflanze?

Wir lassen einmal alle religiösen Glaubenssysteme über Nahrung und Essen außer Acht und betrachten einfach die reine Essenz des Lebens auf der Erde. Wenn du ein Stück Fleisch isst und verstehst, dass dieses von einem Tier kommt, das hier auf der Erde ist, um dir als bewusster Meisterin, als bewusstem Meister zu dienen, dann findest du darin die eigentliche Essenz des Lebens genau wie in einer Pflanze. Wenn du dieses Fleisch aber isst und nicht verstehst, dass dieses Tier da ist, um dir zu dienen und dich zu ehren, dann folgst du einem Glaubenssystem, das zu Problemen in deinem physischen Körper führt. Denn wenn du es mit schlechtem Gewissen isst, dann ehrst und liebst du dich selbst auch nicht.

Ein Tier, das auf eine unbewusste Weise aufgezogen und ernährt wurde, kann niemals die Energie der Achtung und des Vertrauens in sich tragen. Das ist genauso wie bei uns. Menschen, die als Kind bestimmte Dinge in ihrem Elternhaus nicht erlebt haben, können niemals dafür verantwortlich gemacht werden. Ein in unserer Zeit erschreckend normales Szenario scheint zu sein, dass ein Tier in einem viel zu kleinen Stall eingepfercht ist und ausschließlich chemisch aufbereitete Nahrung bekommt – ein Futter, das also nicht auf das Leben des Tieres ausgerichtet ist, sondern lediglich auf das Ziel, es schnell großzuziehen und viel Geld mit ihm zu verdienen. Wenn wir uns an die Gedanken aus der Vision 2130 erinnern, wird uns klar: Wenn das Tier auf diese Weise eingeschlossen war und auf eine absolut inhumane und unehrenhafte Weise großgezogen wurde, musste es leiden, und das ist in seinem Bewusstsein gespeichert. Es ist dann natürlich viel schwieriger, das energetische Potenzial dieses Fleisches aufzuschließen als das eines Fleisches, das von einem Tier stammt, das mit Respekt behandelt worden ist, das seine Freiheit ausleben konnte, verantwortungsvoll ernährt wurde, auf eine heilige und dankbare Weise zum Schlachter gebracht und auch dort mit entsprechendem Respekt vor seinem Sein zu dem verarbeitet wurde, was du später isst.

Es geht bei einer Ernährung, die das Ziel hat, die Zellen zum Leuchten zu bringen, also nicht so sehr um die Frage, ob Tier oder Pflanze. Es geht um die energetische Ebene, die vom Menschen über das Tier und in das Fleisch gebracht wurde. Problematisch ist die Ebene der Unbewusstheit, die das Entschlüsseln der energetischen Potenziale in der Nahrung viel schwieriger werden lässt. Wenn die Menschen ein Tier in Liebe aufziehen, dann wird es Liebe ausstrahlen. Wenn es in Liebe aufwachsen kann und wenn der Übergang in den Tod mit so viel Liebe wie möglich geschieht, wenn das Fleisch mit Liebe weiterverarbeitet wird und in Liebe zubereitet und serviert wird, dann ist das Potenzial der Liebe direkt verfügbar. Fokussiere dich also nicht so sehr darauf, was falsch oder richtig ist – vegan, vegetarisch, koscher ... Die energetische Komponente und deine Körperintelligenz betrachtend, plädieren wir für flexigan oder flexitarisch. Es geht um die energetischen Schichten, die im Essen enthalten sind. Wenn du ein Stück biologisch hergestelltes Fleisch eines Tieres isst, das in einer liebenden Umgebung großgeworden ist, dann ist es einfacher, das Potenzial dieser Nahrung zu entschlüsseln, und dasselbe gilt auch für Pflanzen. Dabei macht es einen Unterschied, ob das Biogemüse zu dem Zwecke angebaut wurde, staatliche Subventionen für die Großbetriebe zu erhalten, oder weil ein einzelner Biobauer aus Leidenschaft und voller Hingabe an seine Passion seine Felder bestellt. Die Energie der Menschen ist unterschiedlich, die in völliger Liebe zu Mensch und Rohstoff Nahrung herstellen und die nur einen aufkommenden Hype ausschlachten wollen, um das schnelle Geld damit zu machen.

Die Küche – ein heiliger Ort

Du fragst dich vielleicht mittlerweile, ob es einen praktischen Trick gibt, der hilft, diese Schichten und Ebenen von Energie besser aufzuschlüsseln.

Ja, und hier beginnt der Spaß. Zuerst müssen diese Prinzipien verstanden werden: das bewusste Essen, das Innehalten, um zu atmen, und das Wichtigste: Du solltest einige Male pro Woche ein Essen für dich selbst zubereiten. Auch wenn du einen Partner oder eine Partnerin hast, die gewohnheitsgemäß diesen Part übernommen hat – teile diese Aufgabe, denn es ist sehr wichtig, dass du immer wieder die Vorbereitung und Herstellung deiner eigenen Mahlzeiten übernimmst. Ja, kocht doch zusammen, und jeder bereitet seine eigene Mahlzeit zu. Das macht Spaß, ist gesellig und gibt dir die Freiheit, dabei auf deine Körperintelligenz zu hören. Da du bereits weißt, wie viel energetischen Einfluss die Umgebung hat, solltest du auch in deiner Küche sehr bewusst darauf achten. Schaue dich einmal in deiner Küche um. Sie ist vielleicht nur eine Küche voller Gerätschaften, Bestecke, Teller und Schüsseln, doch sie ist auch ein energetischer Abdruck deines physischen Körpers und deines spirituellen Wesens. Gehe jetzt ruhig einmal in deine Küche. Ist dort alles in Ordnung, oder herrscht dort Chaos? Kommt Tageslicht hinein? Findet dort genügend Luftzirkulation statt? Sind die Farben freudespendend und glücklich oder eintönig, praktisch und traurig? Schaue dir an, wie du deine Küche dekoriert hast. Sie ist ein heiliger Ort! Ruft dich deine Küche, wirkt sie anziehend auf dich? Verbringst du gern deine Zeit dort? Wenn nicht, dann verändere das bitte.

Schaue in deinen Kühlschrank, fühle die Energie darin. Das mag sich komisch anhören, doch schaue, wie die Lebensmittel dort angeordnet sind. Denkst du vielleicht, du schmeißt sie nur hinein und ein Kühlschrank ist ja schließlich da, um zu kühlen? Sei bewusster! Du gibst den Lebensmitteln ihren Platz. Wir haben über Nahrung und Schichten und Ebenen gesprochen. Schaue also, wo was in deinem Kühlschrank steht. Ist es vorne oder hinten, ist es welk oder frisch? Ist der Kühlschrank licht oder überfüllt, wann hast du ihn das letzte Mal sauber gemacht? Das anzuschauen allein wird dir sehr viel über deine Beziehung zu Nahrung sagen. Dies alles ist ein Teil der Bewusstheit für Nahrung.

Wo stehen wir heute, und wie kam es dazu?

Früher, vor mehr als 200 Jahren, waren wir Menschen viel stärker mit der Natur verbunden. Wir haben das gegessen, was die Natur uns gab, viel rohe Nahrungsmittel wie Gemüse, Obst, Nüsse und Saaten. Als dann um 1815 die industrielle Revolution begann, veränderte sich schleichend das Essverhalten, und damit setzte auch der Beginn der »kranken« Gesellschaft ein. Nahrung wurde zu einem Produkt, und die Nahrungsmittelindustrie entwickelte sich zunehmend zu einem der größten Industriezweige unserer Erde. Aus einem traditionellen Handwerk hat sich die industrielle Fertigung von Lebensmitteln entwickelt, deren Jahresumsatz sich heute allein in Deutschland auf ungefähr 150 Milliarden Euro beläuft und die eine halbe Million Menschen beschäftigt. Wachstum war irgendwann nur noch dadurch möglich, dass die Nahrung bearbeitet und länger haltbar gemacht wurde. Es wurden Geschmacks- und Farbstoffe zugefügt, um sie »schöner« wirken zu lassen, immer neue Lebensmittelzusatzstoffe wurden beigemengt, und Zuckerzusätze haben unser Essen immer mehr zu einem Suchtstoff werden lassen, von dem wir nun abhängig geworden sind. Es ging also in diesem ganzen Prozess irgendwann nicht mehr darum, qualitativ hochwertige und lebendige Nahrung herzustellen, sondern nur noch darum, eine so lange Haltbarkeit wie nur möglich zu erreichen und die Kosten zu minimieren.

Zucker – die Droge des 21. Jahrhunderts

Raffinierter Zucker ist wahrscheinlich das Schlechteste, was wir unserem Körper momentan antun können. In der Vision 2130 haben wir dargelegt, dass sich das ändern wird. Doch lasse uns die aktuelle Situation betrachten. Raffinierter Zucker löst in deinem Körper ein Verlangen nach immer mehr davon aus. Amerikanische Forscher haben dies untersucht und konnten eindeutige Entzugserscheinungen bei Ratten feststellen, denen der Konsum verwehrt wurde. Auch ein typisches Rückfälligkeitsverhalten konnte beobachtet werden, ganz wie bei echten Drogen. Durch das Raffinieren wird aus dem aus bestimmten Mohnsorten gewonnenen Opium Morphium hergestellt und daraus wiederum Heroin. Auf die gleiche Weise wird aus Rohr- oder Rübenzucker durch das Raffinieren der Melasse erst der braune Zucker und daraus der weiße Zucker. Im 16. Jahrhundert wurde raffinierter Zucker in vielen europäischen Königshäusern als Gelegenheitsdroge verwendet.

Raffinierter Zucker ist ein Nahrungsmittel, das dich stets nach mehr verlangen lässt, und es verursacht eine echte Abhängigkeit, löst Stimmungsschwankungen aus und mergelt deinen Körper aus. Unraffinierter Zucker dagegen beinhaltet allerlei Fasern, Mineralstoffe, Enzyme und selbst Vitamine. All das sind Stoffe, die dein Körper braucht, um diesen Zucker gut verdauen zu können.

Durch das Raffinieren werden diese guten Stoffe aber aus dem Zucker herausgelöst, und dein Körper muss sie aus seinen eigenen Reservoirs holen. Doch irgendwann sind diese leer, und das ist eine Bedrohung für dein Immunsystem, denn das beginnt zu schwächeln und dein Körper wird immer anfälliger für Infektionen, Allergien und Krankheiten – auch für Krebs. Zudem werden dein Blutzuckerspiegel und deine Stoffwechselprozesse gestört, der Körper wird übersäuert, und der raffinierte Zucker ist extrem schlecht für deinen Darm, weil die durch ihn entstehenden Schimmelpilze die guten Bakterien vernichten, die für deine gesunde Darmflora sorgen. Und diese Gesellschaftsdroge ist fast in jeder Form von Lebensmittel verarbeitet. Zucker führt zu einem künstlichen Rausch, plötzlichem Energieverlust und wird selbst für Depressionen verantwortlich festgestellt. So haben Wissenschaftler einen signifikanten Zusammenhang zwischen dem Zuckerverbrauch verschiedener Länder und der Häufigkeit depressiver Erkrankungen gemacht. Aber gibt es eine Alternative? Die wohl besten Möglichkeiten zum Süßen von Speisen und Getränken sind Stevia, Honig, Datteln oder Super Foods wie Mesquite oder Lucuma. Stevia wurde erst kürzlich in Europa als Lebensmittel zugelassen, obwohl es spätestens seit den Achtzigerjahren bekannt ist.

Da du dieses Buch liest, hast du wahrscheinlich ernsthaftes Interesse daran, etwas an deinem Lifestyle zu verändern. Je tiefer du in diese Bewusstheit eintauchst, desto mehr – und beinahe ganz automatisch – wird sich deine Körperintelligenz so einstellen, dass du am Ende gar keinen Zucker mehr benötigst, um etwas wirklich geschmackvoll zu finden. Selbst Kaffee oder Tee wird dir ohne Süße besser schmecken, weil das Verlangen danach immer mehr verschwinden wird. Es geht nicht darum, weniger raffinierten oder stattdessen unraffinierten Zucker zu konsumieren, sondern Zucker nach und nach vollkommen von deinem Speiseplan zu streichen. Die Natur bietet dir genügend Alternativen, falls du auf Süße nicht verzichten kannst, und Zucker ist schlichtweg Gift für den Körper. Diese Konditionierung auf Zucker stammt auch daher, wie Eltern ihre Kinder erziehen. Ein Kind heult herzzerreißend, die Mutter kann es nicht beruhigen, bis sie auf die Idee kommt, dem Kind zu sagen: »Komm, wir essen ein Stück Schokoladenkuchen.« Und sofort ist das Kind still!

Roh und unverarbeitet – oder lieber gekocht?

Vor der industriellen Revolution wurden Nahrungsmittel nicht oder kaum bearbeitet, und es wurden praktisch keine Stoffe zugefügt, die in irgendeiner Weise schädlich waren. Nahrung wurde im kleinen Stil produziert, es wurden keine Chemikalien eingesetzt, um das Wachstum zu beschleunigen oder das Produkt für lange Zeit haltbar zu machen. In der heutigen Zeit bestehen Lebensmittelprodukte meist zu einem größeren Teil aus anderem als aus dem natürlichen Rohstoff. Wie fühlst du dich nach einer Packung Chips – zufrieden oder kraftlos? Nach dem Konsum von Fast Food – weiterhin hungrig? Du bietest deinem Körper mit dieser Nahrung nichts, was ihm wirklich Kraft gibt – keine Vitamine oder Mineralstoffe oder irgendetwas anderes. Und so kommt es, dass auch das Hungergefühl nicht befriedigt werden kann, denn das geschieht nur, wenn du echte Nahrung zu dir nimmst. Du musst also viel mehr davon essen, bis du satt bist. Von »echter Nahrung« brauchst du viel weniger, um ein Sättigungsgefühl zu bekommen. Eine gute Handvoll luftgetrockneter Goji-Beeren und ein paar rohe Kakaobohnen geben mehr echte Sättigung als eine ganze Packung Chips.

Durch die intensive Weiterverarbeitung wurden der Kartoffel immer mehr echte Nährstoffe entzogen, und die Chips enthalten beinahe kein Wasser mehr. Der menschliche Körper besteht ungefähr zu 75 % aus Wasser, das Blut, das die Nährstoffe in unserem Körper transportiert, sogar zu 90 bis 95 %. Natürlich geht der Organismus deswegen am besten mit Lebensmitteln in Resonanz, die auch noch ihren natürlichen Wassergehalt haben. Das ist einer der Gründe, aus denen wir überzeugt davon sind, dass Rohkost mit seinem natürlichen Wassergehalt notwendig ist, damit unsere Körperintelligenz auf die Inhaltsstoffe überhaupt zugreifen kann. Doch bleiben wir noch bei der momentanen Ernährungssituation unserer Gesellschaft. Wir alle wissen, dass unsere Nahrung voll von Pestiziden und anderen Giften ist, die beim Anbau in den Boden gegeben oder direkt auf die Frucht gesprüht werden. Natürlich sollten wir biologisch angebautes Obst kaufen und auf genmanipulierte Lebensmittel verzichten, doch ist das im Alltag für alle Menschen wirklich möglich? Dort, wo wir wohnen, gibt es einen Supermarkt mit biologisch angebauten Karotten, Äpfeln und Tomaten, manchmal, doch sehr selten, haben sie auch Biosalat. Wir müssen 10 km weit fahren, um uns das zusammenzusuchen, was unserer ersten Wahl entspricht. Deswegen haben wir ein großes Sortiment Super Food zu Hause, von dem wir wissen, dass es uns alles gibt, was wir benötigen, ohne unseren Körper ganz bewusst zu vergiften und ihn mangelhaft mit Enzymen zu versorgen.

Enzyme

Enzyme sind notwendig, damit die Nahrung auch in für den Körper brauchbare Stoffe zerlegt werden kann. Enzyme sind Eiweißmoleküle, die nur bei einer bestimmten Temperatur aktiv sein können. Sobald sich die Temperatur beim Erwärmen der Nahrung verändert, verändert sich auch die Struktur des Enzyms. Optimal arbeiten Enzyme, wenn die Temperatur ungefähr 37 Grad beträgt. Genau das ist unsere Körpertemperatur. Bei zu niedriger Temperatur werden die Enzyme nicht aktiv, und bei zu hoher Temperatur, über 42 Grad, geht ihre Struktur verloren, sodass sie nur noch stark eingegrenzt wirken. Das ist der Hauptgrund dafür, dass rohes oder niedrig erhitztes Essen so gut für das Zellleuchten ist. Der Gehalt an Enzymen und damit auch die Vitalität oder die Leuchtkraft der Nahrung nimmt drastisch ab, wenn du diese über 42 Grad erhitzt. Frittiertes Essen wird bei ungefähr 170 Grad zubereitet, Nudeln, Reis und Gemüse werden in 100 Grad heißem Wasser gekocht, Schokolade wird mit kochender Milch zubereitet, Fleisch und Fisch in der 150 Grad heißen Pfanne gebraten. Die essenziellen Enzyme, die die Nahrung aufspalten, um sie für unseren Körper nahrhaft zu machen, werden dabei vernichtet. Deswegen ist die Verwertung für den Körper sehr mühsam, weil er die erhaltene Nahrung neu mit Enzymen versehen muss, um die Nährstoffe herauszulösen und zu den richtigen Organen und in die Zellen zu leiten. Wenn du das Zusammenspiel der Enzyme und des Immunsystems optimal unterstützen möchtest, solltest du bei jeder Mahlzeit mindestens 51 % Rohes essen. Deshalb sind die Japaner wahrscheinlich so gesund. Beispielsweise bei Sushi ist das Verhältnis von gekochtem Reis zu rohem Fisch etwa eins zu eins.

Doch was ist nun energetisch besser? Ist Rohkost besser als gekochtes Essen? An sich ist es völlig egal, denn in seinem Kern ist es, wie gesagt, dasselbe. Wenn du dich zu sehr darauf versteifst, was der beste oder sicherste Weg ist, dann gerät das Wesentliche aus dem Fokus: das bewusste Essen, das bewusste Kochen. Wenn du ständig darüber nachdenkst, was die beste Ernährungsweise ist, landest du nur wieder in den ganzen Glaubenssystemen und entfernst dich von deiner eigenen Wahrhaftigkeit – deiner Erfahrung. Wenn du deine Nahrung bewusst zubereitest, wenn du deine Mahlzeiten bewusst isst, dann wirst du automatisch zu einer ganz bestimmten Auswahl von Zutaten und bestimmten Möglichkeiten der Zubereitung des Essens gelangen. Deine höhere Körperintelligenz, die durch deine wachsende Bewusstheit auch immer mehr in den Vordergrund treten wird, wird dich dahin führen. Das ist für uns auch die Erklärung dafür, dass sich unsere Körper so sehr nach rohem Essen sehnen. Wir leben diesen Green-Smoothie- und Super-Food-Lifestyle nicht, weil irgendwo steht, dass das besser sei, sondern, weil unser Leben uns dort hingeführt hat. Das höchste Bewusstsein in der Körperintelligenz hat es uns zugeflüstert!

Wir raten auch dir, diesen Ernährungsideen des Zell-leuchtens nur zu folgen, wenn das auf ganz natürliche Weise geschieht. Du solltest dich nicht dazu zwingen oder eine Wissenschaft daraus machen, sondern einfach Ja dazu sagen, weil du es für dich als wahr empfindest.

Wenn du bewusst isst, dann wirst du dich auch ganz natürlich zu bestimmten Nahrungsmitteln hinge-zogen fühlen, und andere werden dich abstoßen.

Wahrscheinlich wird es einfacheres Essen mit mehr na-türlichem Geschmack sein, das du von nun an vorziehen wirst. Bestimmte Dinge, die du früher einmal geliebt hast, wirst du einfach nicht mehr anrühren können – nicht, weil du eine Diät machst, sondern weil du einen neuen Life-style lebst. Du wirst Speisen besonders mögen, die für dein System einfacher zu verdauen sind, deren Energie leichter zu entschlüsseln ist. Bei Frittiertem ist dies bei-nahe unmöglich. In Essen aus der Mikrowelle steckt eine schlechte Energie drin. Das soll nicht heißen, dass Essen aus der Mikrowelle immer schlecht für dich ist, doch die Energie macht es deinem Körper um ein Vielfaches schwerer, mit dem Essen umzugehen. Wenn du große Lust auf ein bestimmtes Essen hast und es wird in der Mikrowelle aufgewärmt, dann überwiegt die Freude an dem Geschmack und kann die im Essen enthaltene Ener-gie der Mikrowelle »transformieren«, sodass es dir nicht schaden wird. Wenn du jedoch jeden Tag aus Zeitmangel dein Essen in der Mikrowelle zubereitest, dann verschließt du die wertvolle Energie in diesem Essen, und dein Körper kommt nicht mehr an sie heran. Essen bringt dir dann eigentlich nichts – du könntest es genauso gut bleiben lassen.

Momentan entwickeln viele Menschen ein Interesse an Super Food, es scheint ein neuer Trend zu werden. Wir begegnen vielen Menschen, die in ihrer spirituellen Entwicklung sehr weit fortgeschritten sind, und die meisten von ihnen haben das Gefühl, dass es jetzt notwendig ist, auch den Körper mit Licht auszustatten. Super Food, also Nahrung, die die Zellen zum Leuchten bringt, wird die Form der Ernährung des neuen Zeitalters sein. Wir wollen dir konkrete Ideen und Möglichkeiten zeigen, aus alten Gewohnheiten auszubrechen.

Der beste Weg, alte Gewohnheiten loszuwerden, ist, sie langsam immer mehr und ganz bewusst aus dem Lebensalltag verschwinden zu lassen.

Wir wollen nicht von dir verlangen, dass du deine Ernährung sofort komplett umstellst, denn das wird nicht möglich sein. Du sollst natürlich ein wenig aus deiner Komfortzone kommen, doch wir wollen auch nicht, dass du in der Schockzone landest und dann lieber wieder in die alte »Sicherheit« zurückgehst. Wenn du beginnst, deine Nahrung mit Super Food zu ergänzen, und die fantastischen Green Smoothies für dich entdeckst, dann integriere sie so gut es geht in deinen Lebensalltag. Wir sind gerade in einem Hotel und haben nicht unsere ganze »Super-Food-Küche« dabei. Aber wir essen lieber unsere leckere rohe Schokolade als die mit raffiniertem Zucker vollgestopften Dessertkreationen der 4-Sterne-Hotelküche. Am Buffet suchen wir immer nach so wenig wie möglich erhitztem und weiterverarbeitetem Essen. Das ist gar nicht so einfach, doch wir essen auch das, was eben da ist, mit Freude und genießen es sehr. Liefere dir also kein Gefecht mit dir selbst, denn dann wirst du verlieren. Wir empfehlen dir, jeden Tag zumindest einen Super-Food-Smoothie zu trinken, damit dein Körper all die Vitamine, Enzyme, Co-Enzyme, Mineralien und essenziellen Fettsäuren bekommt, die er benötigt.

Wenn du bereits Nahrungsergänzungsmittel zu dir nimmst, gibt dir dieses Buch vielleicht einen neuen Ansatz, und du möchtest jetzt mit der Essenz von echter, natürlicher Nahrung ersetzen, was du bislang biochemisch hergestellt konsumiert hast. Synthetische Nahrungsergänzungen werden nicht so einfach von deinem Körper aufgenommen wie natürliche Stoffe. Und dazu schmecken diese Super-Food-Lebensmittel auch noch herrlich! Etwas, was du immer tun kannst, um deinen Körper zum Jubeln zu bringen, ist, einen frischen Obst- oder Gemüsesaft zu trinken. Deine Zellen werden so viel Dankbarkeit aussenden, dass das Strahlen direkt in deinen Augen sichtbar sein wird.

Die Notwendigkeit natürlicher und lebendiger Nahrung für deine Geschmacksnerven

Natürliche und möglichst rohe Nahrung hat eine heilende Wirkung auf den Körper, weil sie ihn von innen sauber hält und mit Energie versorgt. Natürliche, saubere und lebendige Nahrungsmittel sind in unseren Augen so wenig wie möglich verarbeitete oder erhitzte biologisch angebaute Gemüse und Früchte, die viel Chlorophyll (Blattgrün) enthalten, gekeimtes und ungekeimtes biologisch angebautes und unmanipuliertes Getreide, Nüsse, Saaten, Kräuter und alle Sorten von Super Food, auf die wir später noch genauer eingehen werden. Diese Nahrungsmittel enthalten Unmengen von Mineralien, Vitaminen, Antioxidantien und Enzymen.

Lasse dein Ernährungsbewusstsein nicht einfach in den Hintergrund treten, nur um eine kurze delikate Geschmackssensation zu erfahren. Die kurze Zeit, in der du das Essen in deinem Mund hast, ist eine kleine, unehrliche Befriedigung. Deine Aufmerksamkeit sollte auf dem ganzen Rest des Weges, den die Nahrung von diesem Moment an noch zu gehen hat, liegen. Wenn du ständig das Bedürfnis nach Süßem befriedigen musst, kann der Körper niemals entgiften und sauber werden. Du hattest dann zwar den schnellen Kick eines opulenten Desserts, das gut geschmeckt hat. Doch die Folge ist, dass dein Körper erschlafft und meist auch noch immer dicker wird. Sei kein Opfer dessen, was du zu dir nimmst. Natürliche, lebendige Nahrung, die prächtig aussieht, herrlich schmeckt und dazu auch noch das Beste ist, was dein Körper bekommen kann, ist es wert, jetzt von dir entdeckt zu werden. Du brauchst auch auf gar nichts zu verzichten, denn mit den Super Foods kannst du die leckersten Schokoladendesserts herstellen, die du wahrscheinlich jemals gegessen hast. Frische Früchte mit einer Super-Food-Rohschokoladen-Creme (siehe S. 109) ist ein Segen für deinen Körper, das Tiramisu aus dem Kühlregal des Supermarktes dagegen Gift. Je mehr Spurenelemente und Enzyme in der Nahrung verbleiben, desto höher bleibt den ganzen Tag lang dein Energieniveau. Das erreichst du dadurch, dass du sie roh, unverarbeitet und nicht über 42 Grad erhitzt verzehrst. Und je schöner dein Körper von innen ist, desto mehr wird er im Außen strahlen können. Wir wollen das Licht in deinen Augen sehen!

Frage dich also immer wieder, ob das, was du gerade auf deinem Teller oder in deinem Glas hast, natürlich und lebendig ist. Frage dich, ob dein Körper es als etwas aus »seiner Welt« erkennt und ob es deinen Geist nährt. Säubert es deinen Körper oder lässt es ihn erschlaffen? Triff eine Wahl, ob du deinen Körper als Abfalleimer behandeln möchtest oder als Kunstwerk. Füge jeden Tag etwas neues Schönes hinzu, lasse dieses Kunstwerk jeden Tag noch großartiger werden.

Mache eine Bestandsaufnahme deiner Essgewohnheiten. Wo schätzt du dich momentan ein? Ist das Kunstwerk bereits so schön, dass es bald für die Vernissage geeignet ist? Oder bist du weit weg von einer gesunden Ernährungsgewohnheit? Es ist notwendig, dass du die Umstellung sehr langsam und bewusst vornimmst. Es geht hier nicht um eine zeitlich begrenzte Diät, einen Hype oder einen Modetrend, sondern um deinen neuen Lifestyle, bei dem du dich wohlfühlen und glücklich sein solltest. Es soll keine asketische Lebensweise werden, zu der du dich zwingen musst. Wenn du Schritt für Schritt gehst, dann wirst du bald schon erleben, dass ein natürliches Momentum entsteht und es ab einem bestimmten Punkt keinen Weg mehr zurück gibt. Du wirst einen vollkommen gesunden Lifestyle anstreben und dein Kunstwerk immer leuchtender werden lassen wollen. Erlebe es als etwas ganz Besonderes, und feiere die Tatsache, dass du deinem Körper diese Chance gibst. Dann werden dir deine eigenen Kräfte wieder voll zur Verfügung stehen, du findest deine eigene Mitte und machst aus deinem Leben das einer Meisterin, eines Meisters. Sei dir aber im Klaren darüber, dass sich in der Umstellungsphase viele emotionale Reaktionen zeigen können. Dein Körper wird gereinigt, deine Organe werden entgiftet, und der Besen, der durch deinen Körper fegt, bringt auch allerlei Altes an die Oberfläche, Emotionen, die du bisher verstecken und verdrängen konntest. Doch dieser Prozess ist vollkommen normal und notwendig, wenn du einen neuen und noch glücklicheren Zustand deines Seins erreichen möchtest. Und nur durch diesen ist es auch möglich, dauerhaft Gewicht zu verlieren.[4]

---

4   Näheres hierzu findest du in dem Buch und auf der CD »Being Slim« sowie auf der CD »Spielend schlank«.

Chlorophyll und die Schimpansen – die Magie von rohem Spinat

Wenn du ein echtes Vorbild für deinen neuen Lifestyle suchst, dann solltest du dich damit anfreunden, es einem wild lebenden Schimpansen gleichtun zu wollen. Anscheinend sind Schimpansen bei der Ernährung viel intelligenter als wir Menschen. Die genetische Übereinstimmung zwischen Mensch und Schimpanse beträgt 99 %. Die Essgewohnheiten bestehen bei wilden Schimpansen vornehmlich aus Früchten, Gemüse, Nüssen, Saaten und ein paar ausgewählten Insekten. Das Interessante ist, dass sie ihre Obstmahlzeiten meist in ein grünes Blatt eingewickelt genießen und somit das Chlorophyll, das in grünen Blättern zu finden ist, auf eine leckere und sehr intelligente Weise zu sich nehmen. Das Fantastische an diesem grünen Pflanzenstoff, dem Chlorophyll, ist, dass er die Kraft der Sonne enthält. Es ist vielleicht die großartigste Entdeckung der Ernährung einer neuen Bewusstheit, dass du durch die Verbindung von grünem Blattgemüse und frischen Früchten die Synergie aller Vitamine und Mineralien erhältst, die du brauchst.

Sobald du ein rohes grünes Blatt zu dir nimmst, das voller Chlorophyll ist, gelangt eine Dosis verstofflichtes Sonnenlicht direkt in deine Zellen. Das ist wohl das beste Reinigungsmittel und der beste Energielieferant für deinen Körper. Chlorophyll unterstützt die Reinigung deiner Haut und deiner Nieren, gibt deinem Blut eine vitale

Konsistenz, stärkt dein Immunsystem und hält deinen Darm und deine Leber sauber. Chlorophyll ist durch seinen hohen Magnesiumgehalt einer der Vitalstoffe überhaupt.

Ein grünes Blatt kann nur durch die Sonne und durch Sauerstoff grün werden, und das macht es zum Lebenselixier für Mensch und Tier.

Ob du das Sonnenlicht durch Blattgrün oder direkt von der Sonne bekommst, es sorgt dafür, dass deine Haut sich von Giften befreien kann, und stärkt die Kraft deines Körpers und deiner Psyche.

Wir Menschen sind leider nicht so gut wie die Tiere in der Lage, das grüne Blatt mit unseren Zähnen zu zerkleinern. Deswegen ist es für uns besser, es im Mixer zu zerkleinern und mit Wasser zu mischen, es also als Saft zu trinken. Durch das Pürieren werden die Zellwände der Blätter durchbrochen, wodurch die Nährstoffe viel schneller aufgenommen werden können. Außerdem macht Saft deine Gefäße elastischer, sodass deine Lebenssäfte kraftvoller fließen können. Solltest du keinen Mixer zur Hand haben, kaue grüne Blätter so lange wie möglich, damit sie klein und flüssig werden, bevor du sie schluckst. Ungefähr dreißig Mal sollte jeder Bissen gekaut werden. Achte einmal bewusst darauf, und denke daran: Dein Darm hat keine Zähne!

Wir hoffen, dass wir dir mit diesem Buch die Ernährung mit grünem Gemüse schmackhafter machen können. Doch wie bei allem sind eine gute Balance und Abwechslung wichtig. Tiere entscheiden sich intuitiv für Abwechslung und essen nicht immer nur das Gleiche. Spinat ist beispielsweise reich an Karotin, Vitamin E und anderen wertvollen Antioxidantien. Die Antioxidantien neutralisieren die schädlichen freien Radikale im Organismus, und das macht Spinat zu einem wertvollen Lebensmittel. Doch würdest du dich monatelang nur von Spinat ernähren, baute der Körper Antikörper dagegen auf, und es entstünde ein negativer, ja sogar toxischer Effekt. Deswegen ist Abwechslung so wichtig. Egal ob beim Blattgrün oder beim Rest der gesunden Ernährung, es ist entscheidend, dass sie nicht zu einseitig wird. Auch wenn du dich für einen Lifestyle mit Rohkost und Super Food entscheidest, solltest du für ein breites Spektrum an Lebensmitteln sorgen. In unserem Buch »Super Foods – Iss dich vital, gesund und schön« stellen wir die 45 wichtigsten Super Foods vor und geben zu jedem wunderbare Rezeptideen, von Smoothies über Brotaufstriche bis zu leckeren Desserts.[5]

---

5 Gern wollen wir auch die Bücher von unserer lieben Kollegin Teresa-Maria Sura empfehlen: »Rohköstliche Gourmet-Rezepte« und »So schmeckt Rohkost! – Grüne Smoothies«.
Außerdem empfehlen wir die wunderbaren Rezeptideen von Britta Diana Petri, die sie in ihren Büchern »Zauberhafte Mandelmus-Rezepte« und »Köstliche Kokos-Rezepte« vorstellt.

Green Smoothies

Mal ehrlich: Klingt mit Wasser zu einem Brei vemixter Blattspinat oder Salat für dich lecker? Würdest du diese geschmacklose Pampe zu deinem Lieblingsfrühstück küren? Wenn ja, dann bist du schon einen großen Schritt weiter und brauchst das ganze Drumherum hier nicht. Doch wenn es dir so wie uns geht und du keinen gemischten Salat zum Frühstück möchtest, sondern etwas, was in deine gewohnte Geschmacksumgebung passt, dann solltest du dieses Kapitel über die Green Smoothies nicht nur lesen, sondern auch einmal in die Praxis umsetzen. Die Nährstoffaufnahme aus flüssiger Nahrung ist ideal. Ein nährstoffreiches Getränk aus grünen Blättern in Kombination mit Früchten und Wasser stellt dafür eine sehr gute Basis dar. Der Geschmack von frischem, reifem Obst überdeckt den etwas bitteren und doch eher wässrigen Geschmack der Blätter, und du erhältst einen herrlichen, leicht süßen und frisch schmeckenden Vitaldrink, den du nach Belieben weiter verfeinern und variieren kannst. Aber ein Green Smoothie schmeckt nicht nur gut, sondern hat auch einen außergewöhnlichen Einfluss auf deine Gesundheit und die Vitalität deines Körpers. Du erhältst schon durch deinen täglichen Green Smoothie viel mehr Vitamine, Mineralien, Antioxidantien, Proteine und Phytonährstoffe. Die Regenerationskraft wird enorm gesteigert. Es gibt viele tausend Menschen, die von enormen gesundheitlichen und allgemeinbefindlichen Verbesserungen durch das regelmäßige Trinken der Green Smoothies berichten. Nicht nur chronische Krankheiten wie Diabetes und Übergewicht, Allergien und Asthma wurden geheilt, auch Haare wuchsen wieder dichter und Hauterkrankungen verschwanden und es konnten eine allgemeine Stimmungsverbesserung und viel mehr Lebensfreude festgestellt werden. Ja, das Leben spielt sich plötzlich auf einem ganz anderen Energieniveau ab. Die Lichtteilchen der Sonnenkraft lassen das Zelllicht heller strahlen. Und das zieht auch eine gesteigerte Wahrnehmung des höchsten dir zur Verfügung stehenden Bewusstseins nach sich. Es gibt also zwei ganz wesentliche Aspekte: Green Smoothies sind für den Körper gut und unterstützen die spirituelle Entwicklung – was für ein Segen!

Es gibt ganz viele wunderbare Rezepte und Variationen für Green Smoothies, doch hier in diesem Buch ist nicht so viel Raum, um dir alle möglichen Ideen vorzustellen. Wir geben dir ein Basisrezept, und du kannst mit deiner Kreativität und durch Ausprobieren ganz viele Variationen finden. Unsere Lieblings-Smoothies stellen wir dir im Rezeptteil vor, aber mische deinen Green Smoothie nach deinem eigenen Geschmack, denn das Wichtigste ist, dass Smoothies Spaß machen![6]

---

6   Viele Rezepte und mehr Informationen stellen wir auf unserer Website www.RawSuperFood.de für dich bereit.

Das Basisrezept für einen Green Smoothie

- 1 Teil gutes Wasser,
- 1 Teil Blattgrün und
- 1 oder 2 Früchte.

Beim Blattgrün kannst du variieren zwischen Spinat, Babyspinat, Feldsalat, Endiviensalat, Romanasalat, Grünkohl, dem Grün von Karotten oder Radieschen oder anderem grünen (Un-)Kraut – sei kreativ! Eine Banane gibt einen satten, süßen Geschmack, ein Apfel, frische Ananas oder anderes Lieblingsobst immer wieder einen anderen. Wir finden weiße kernlose Trauben im Smoothie besonders lecker.

Du kannst dieses Basisrezept je nach Tageszeit und Geschmack natürlich noch mit vielen anderen Geschmacksträgern erweitern, vielleicht mit grünen Kräutern wie Minze, Basilikum, Fenchel- oder Sellerieblättern oder einem kleinen Stück Ingwer. Nimmst du den Green Smoothie als Abendgericht zu dir, sind auch Frühlingszwiebel oder eine Viertel Knoblauchzehe möglich.

Optimal ist es jedoch, einen Green Smoothie morgens zum Frühstück zu sich zu nehmen. Wenn du genug davon trinkst, etwa einen halben Liter, und darin ausreichend Super Food enthalten ist, reicht das ganz sicher, um den ganzen Vormittag sehr energiereich zu bleiben.

Dieser ballaststoffreiche Saft gibt dir ein lang andauerndes Sättigungsgefühl, sodass du keine Hungerimpulse verspüren wirst, weil diese vollkommen natürliche Nahrung dir viel mehr gibt als jeder Snack. Du wirst mit der Zeit feststellen, dass du insgesamt weniger Hunger hast und immer weniger überhaupt in der Lage bist, ungesunde, leere Nahrung zu dir zu nehmen.

Wir empfehlen dir, deinen Green Smoothie zu einem Green-Super-Food-Smoothie zu erweitern. Ein Green-Super-Food-Smoothie wird ein ganz neues Essbewusstsein in dir wecken, und du wirst viel mehr Lebensfreude und Energie haben. Als Super Food bezeichnen wir Nahrungsmittel, die hoch konzentriertes natürliches Leben in sich tragen. Sie enthalten alle überdurchschnittlich viele Nährstoffe und verdienen deswegen den Namen Super-Nahrungsmittel.

Super Food

Super Food versetzt dich in die Lage, deinem Alltagsleben in einer konstanten Höchstform zu begegnen und viel mehr zu leisten – körperlich und geistig. Du bist kreativer und viel inspirierter. Glückseligkeit und Urvertrauen in deine eigenen Kräfte werden zunehmen, und du wirst das Gefühl haben, von innen heraus kraftvoll zu leuchten. Vielleicht kennst du es aus deinem normalen Alltag, ein paar Mal am Tag in ein kleines Tief zu fallen, und das ist auch für die meisten Menschen vollkommen normal. Doch wenn du diesen neuen Essensstil annimmst, wirst du feststellen, dass das nicht sein muss. Durch das Höchstmaß an Vitaminen, Mineralien und pflanzlichen Proteinen, die von herausragender Qualität sind, kannst du sogar das Gefühl bekommen, du seiest high – als hättest du natürliche Drogen genommen. In Amsterdam entsteht momentan eine ganz neue Art des Ausgehens: Es gibt dort Partys in den angesagtesten Szeneclubs der Stadt, bei denen es statt Alkohol und Ecstasy Weizengras-Shots und Roh-Schokoladendesserts gibt. Die Menschen kauen rohe Kakaobohnen, während sie sich in Trance tanzen. Ein natürlicher, gesunder und moderner spiritueller Rausch!

Super Foods haben – genauso wie rohe biologisch angebaute Nahrung – ein enormes Leuchten um sich herum. Es handelt sich um ein Feld, das du nicht mit deinem bloßen Auge wahrnehmen kannst, aber mit der speziellen Aufnahmetechnik der Kirlian-Fotografie (siehe Bilder S. 45 f.) kann es sichtbar gemacht werden. Wenn ein Nahrungsmittel aus sich selbst heraus so rein, strahlend und wunderschön ist, kannst du dir bestimmt vorstellen, wie du deinen Körper und deine Zellen damit beeinflussen kannst und wie sehr durch den Konsum selbst deine äußere Anziehungskraft wächst. Super Food macht dich schöner, strahlender und vor allem wahrhaftiger. Jetzt endlich kommt dein authentisches Leuchten zum Vorschein!

Wir geben dir einen kleinen Überblick über eine mögliche Grundausstattung an Super Foods, die wir dir wirklich empfehlen können. Unser Frühstück, Mittag- und Abendessen basieren auf diesen Super Foods, und wir knabbern sie auch zwischendurch. Seit wir damit angefangen haben, nehmen wir eine enorme Verbesserung in Bezug auf unsere Gesundheit, unsere Vitalität und das Energieniveau in unserem Körper wahr. Und wir kommen mit viel weniger Schlaf aus. Bei allen Super Foods ist natürlich wichtig, dass sie aus biologischem Anbau stammen, unverarbeitet und roh sind.

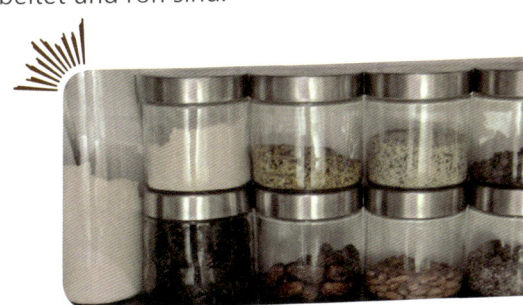

Goji-Beeren

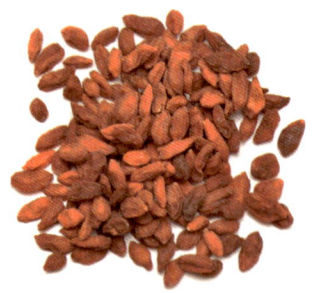

Diese herrlichen, süßen Beeren sind wahre Wunderfrüchte der Natur. Sie sind voll von Vitamin C, Mineralien, anderen Vitaminen und wertvollen Aminosäuren. Sie haben eine begünstigende Wirkung auf Leber und Nieren und stimulieren den Abnehmprozess. Von der chinesischen Heilkunde werden sie als eines der wichtigsten Nahrungsmittel gesehen. Sie wirken stimmungsaufhellend und haben eine lebensverlängernde Wirkung. Auch in chinesischen Schönheitsprodukten werden die Goji-Beeren verarbeitet. Dieses Wundernahrungsmittel regt deine innere Schönheit und dein Zellleuchten sehr an. Sie eignen sich hervorragend als Snack für zwischendurch. Es gibt jedoch sehr große Qualitätsunterschiede. Die günstigeren Beeren sind meist zu trocken und du musst sie erst in Wasser einweichen. Bereits eine kleine Handvoll Goji-Beeren wird dein Hungergefühl auf eine freudvolle Weise beruhigen. Du kannst also die Kekse und weiterverarbeitete Milchschokolade beruhigt wegwerfen.

Rohe Kakaobohnen

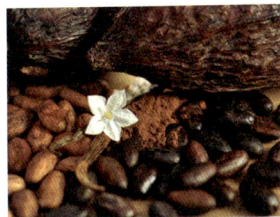 Alles, worin Schokolade enthalten ist, hat seinen Ursprung in einer Kakaobohne. Diese Bohnen sind die Samen des Kakaobaumes. Die rohen Kakaobohnen schmecken ein wenig wie dunkle Schokolade. Die Ureinwohner Amerikas nannten sie »die Nahrung der Götter«, und in vielen Kulturen wurden sie sogar als Zahlungsmittel verwendet. Natürlich ist Schokolade auch das Symbol für Sinnlichkeit, Vergnügen und Sexualität. Kakaobohnen beinhalten über 1200 Komponenten, die sie zu einer der komplexesten Substanzen auf der Erde machen. Sie haben eine der höchsten Konzentrationen an natürlichen Antioxidantien, 15 Mal mehr als Blaubeeren, 20 Mal mehr als Rotwein und 30 Mal mehr als grüner Tee. Rohe Kakaobohnen enthalten viel Magnesium, Zink, Chrom und Vitamin C. Sie vermindern depressive Gefühle, unterstützen das Herz und das Gehirn und sind als eine der besten Magnesiumquellen bereits bei Ernährungswissenschaftlern in den Fokus gerückt, um ADHS-Symptome auszugleichen. Doch all diese Wirkungen entfaltet die Kakaobohne nur in ihrer reinsten rohen Form. Erhitzte und weiterverarbeitete Milchschokolade hat durch das zugefügte Fett und den raffinierten Zucker immer Nebenwirkungen. Du kannst ein paar rohe, geschälte Kakaobohnen in deinen Super-Food-

Smoothie geben, doch auch pur schmecken sie extrem gut. Wenn sie dir zu bitter sind, kannst du Folgendes probieren: Mache eine Mischung aus Goji-Beeren, Cashew-Kernen und rohen Kakaobohnenstückchen. Das ist ein wunderbarer Snack für zwischendurch und ersetzt den Schokoriegel am Nachmittag. Und Cashew-Kerne wirken zudem antidepressiv. Auch den Prozess der Gewichtsabnahme beeinflussen die rohen Kakaobohnen positiv. Mit dem Geschmack von köstlicher Schokolade abnehmen – nicht schlecht, oder?

Bienenpollen

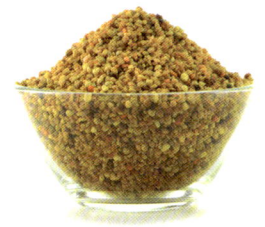

Bienenpollen enthalten unzählbare Nährstoffe, Vitamine, (Co-)Enzyme, pflanzliche Fettsäuren, Kohlehydrate, Proteine und Aminosäuren. Sie geben dir mehr Durchhaltevermögen, mehr Energie, mehr Vitalität und stärken dein Immunsystem. Sie enthalten natürliche Antibiotika, Antihistamine und Antioxidantien. Du wirst bereits nach kurzer Zeit der Einnahme die positiven Effekte bemerken, denn anstrengende Aufgaben werden dir viel leichter von der Hand gehen. Du wirst allgemein mehr Energie spüren. Wenn du Sport treibst, wirst du merken, dass du mehr Leistung bringen kannst und dein Krafttraining zu einem größeren Muskelaufbau führt. Der von den Bienen gesammelte Blütenstaub hilft auch bei der Verbesserung der mentalen Leistungsfähigkeit. Er schützt deinen Körper vor Zellschäden. Außerdem enthält dieses besondere Super Food eine Aminosäure, die im Körper dafür sorgt, dass der Drang nach süßem und schlechtem Essen unterdrückt wird. Was für ein Wundermittel der Natur! Bienenpollen sind damit eigentlich mehr als ein gewöhnliches Super Food und genau das Richtige, um dein neues Ernährungsbewusstsein zu fördern. Wenn du manchmal Fressattacken hast und diese auf ganz natürliche Weise in den Griff bekommen möchtest, dann gib jeden Tag einen Esslöffel Bienenpollen in deinen Green-Super-Food-Smoothie.

Weizengras

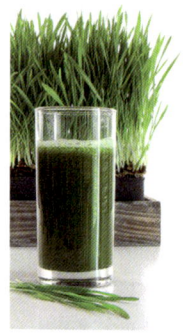

Weizengras ist ein Süßgras und regt die Adrenalinausschüttung an. Es verleiht dadurch Energie und macht fit. Wir raten dir deswegen, zum Frühstück eine Handvoll davon in deinen Green Smoothie zu geben. Wahrscheinlich wird sich durch den Green-Smoothie-Lifestyle dein Verlangen nach Kaffee sowieso ganz automatisch verringern. Weizengras wirkt sich auch positiv auf die Willenskraft aus und kann dich somit bei der Umsetzung deiner Lebensziele unterstützen. Es gibt im Weizengras eine Vielzahl von Nährstoffen, die erst freigesetzt werden, wenn wir es in Saftform zu uns nehmen. Das Weizengras zu kauen, ist für uns Menschen allein schon aus Geschmacksgründen unmöglich. Wir benutzen zu Hause einen Keimapparat, um unser Weizengras selbst anzubauen. Selbst angebautes und frisch geerntetes Weizengras, dem du jeden Tag liebevoll frisches Wasser gibst, ist ein wahrer Vital- und Bewusstseins-Booster. Dein Energielevel erhöht sich in Sekunden, und dein Abwehrsystem bekommt einen sofort verwertbaren Vitalstoff. Natürlich bekommst du auch mit Weizengras Sonnenenergie satt, denn alle grünen Pflanzen sind voll von Chlorophyll und erhöhen dein Zellleuchten.

Hanfsaat

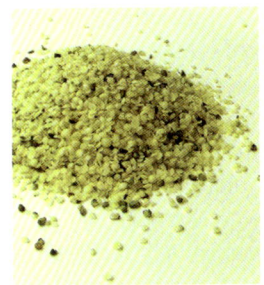

Eine vollkommenere natürliche Proteinquelle als Hanfsaat wirst du kaum finden. Sie ist reich an essenziellen Fettsäuren, Eiweiß, Mineralien und Antioxidantien und enthält alle neun essenziellen Aminosäuren, die unser Körper nicht produzieren kann, und selbst die Omega-Fettsäuren 3, 6 und 9. Hanfsaat ist eine prachtvolle Nahrung für das Gehirn, stärkt das Immunsystem und schützt deine Haut gegen Sonnenbrand. Geschälte Hanfsamen bestehen zu ca. 36 % aus Eiweiß, was sie zum eiweißreichsten Nahrungsmittel der Erde macht. Nur im Meer können wir Algenarten finden, die noch mehr davon besitzen. Die biologische Wertigkeit des Proteins im Speisehanf ist vergleichbar mit Volleiweiß oder Fleisch. Aber es ist frei von Cholesterin und ungesunden trans-Fettsäuren. Da praktisch alle wertvollen Bestandteile des Speisehanfkorns im täglichen Stoffwechsel des Körpers unmittelbar als Vorstufen oder Hilfsstoffe verwertet werden, besteht nicht einmal die Möglichkeit, dass sie in Fettpölsterchen abgelagert werden. Ein paar Löffel Hanfsaat morgens in den Super-Food-Green-Smoothie machen diesen zu einer vollwertigen Mahlzeit.

Maca

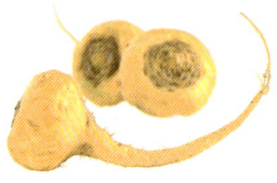

Maca hat den Ruf eines machtvollen Kraft- und Ausdauerverstärkers, dessen Verwendung bereits zurück bis in die Prähistorie reicht. Wie die Goji-Beeren ist auch Maca ein leistungsfähiges »Adaptogen«, was so viel bedeutet, als dass es die Fähigkeit hat, das Herz-Kreislauf-System, das Nervensystem, das endokrine System, die Muskulatur und das Lymphsystem auszubalancieren und zu stabilisieren. Als ein Adaptogen kann Maca mehr Energie liefern, wenn es nötig ist, aber sie überstimuliert den Körper nicht. Es besitzt also eine Art selbstregulierenden Sensor. Anstatt auf spezifische Symptome zu zielen, werden Adaptogene verwendet, um die Anpassungsfähigkeit des ganzen Körpers zu verbessern, damit herausfordernde Situationen und Stresseinflüsse besser verarbeitet werden können.

Maca ist eine Wurzelknolle und wächst in den peruanischen Anden in einer Höhe von ungefähr 4000 Metern. In dieser Höhe wächst sonst kaum noch etwas. Daraus erklärt sich auch ihre besondere Wirkkraft. Die Knolle nimmt so viele Vitamine und Mineralien aus dem Boden auf, dass dieser nach der Ernte erst nach zehn Jahren wieder neu bepflanzt werden kann. Die Indianer Perus nennen sie die »Königin der Anden« und verzehren sie traditionell, um körperliche Energie, Durchhaltevermögen und ihre Libido zu steigern. Es gibt Berichte, die Maca als »natürliches Viagra« bezeichnen. Die Wurzel stimuliert das Hormonsystem und unterstützt eine gesunde Sexualfunktion. Es wird verstärkt von Athleten genutzt, um den Energielevel zu steigern und die Bildung von Muskelmasse und Kraft zu fördern. Die Besonderheit der Maca-Wurzel ist ihr hochkonzentrierter und komplexer Nährwert. Maca enthält einen hohen Anteil hochwertiger Proteine und verfügt über sämtliche essenziellen Aminosäuren. Außerdem ist sie reich an Kohlehydraten und an Vitaminen wie Vitamin A, Vitamin B1, B2, B3, B12, Vitamin C, Vitamin D und Vitamin E. Weiter enthält Maca einen hohen Gehalt an Mineralien wie Kalzium, Magnesium, Eisen, Jod, Zink, Silizium, Kalium, Sodium, Kupfer, Mangan und Phosphor. Maca enthält selbst ein dem Östrogen ähnliches Molekül und wirkt dadurch für Frauen in den Wechseljahren wie eine natürliche Hormongabe, aber ohne Nebenwirkungen. Maca verleiht dem Körper ein außergewöhnliches Maß an Energie, Kraft und Ausdauer, steigert die Vitalität und die Lebensfreude. Zwei Löffel Maca-Pulver in deinem täglichen Green-Super-Food-Smoothie machen diesen unbeschreiblich wertvoll.

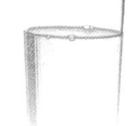

Qualitativ hochwertiges Wasser ist das wohl wichtigste Super Food, das wir benötigen. Es ist allgemein bekannt, wie enorm wichtig es ist, 2 bis 3 Liter Wasser am Tag zu trinken. Schließlich besteht dein Körper zu 75 % aus Wasser. Das bedeutet, dass du diesen Anteil, also beinahe drei Viertel von dir selbst, allein durch das Trinken von Wasser erneuern, heilen, regenerieren und revitalisieren kannst. Die Frage ist allerdings, ob es überhaupt noch Wasser gibt, durch das du Vitalität und Genesung erfahren kannst. Wenn du nämlich normales Leitungswasser trinkst, bekommst du einen Cocktail aus Medizinrückständen, Hormonen, Chlor, Schwermetallen, Mikroorganismen und Uran! Sind es auch nur geringe Rückstände, so reichen sie doch aus, um die positive Auswirkung deines Super-Food-Smoothies wieder zu relativieren. Das ist wie mit einer homöopathischen Potenz, die in einem Globuli verabreicht wird: kleine Menge – großer Effekt.

Rückstände aus Medizin und anderen Chemikalien beeinflussen auf ganz subtile Weise den Östrogenhaushalt und sorgen so zwangsläufig auch für das ein oder andere Fettpolster auf deinen Hüften. Und das gilt nicht nur für Leitungswasser, sondern auch für die meisten Wässer, die du kaufen kannst. Als vor einiger Zeit ein auf Wasser spezialisierter Fachmann vor unseren Augen diverse Tests durchgeführt hat, wurde uns klar: Die Mineral- und

Markenwässer befinden sich mit ihren belastenden Stoffen zwar alle im Bereich des gesetzlich Zulässigen, doch der von der Politik festgesetzte Grenzwert wird nicht aus der Perspektive der Gesundheitsförderung festgelegt, sondern lediglich, um Erkrankungen zu vermeiden. Im Zuge der deutschen Wiedervereinigung wurden, damit die in der früheren DDR vorgefundenen Wasserleitungssysteme nicht ausgetauscht werden mussten, von der Bundesregierung die Schadstoffgrenzwerte für »sauberes« Trinkwasser verdoppelt. Haben alle diese Grenzwertregelungen überhaupt noch eine Aussage? Für uns war sofort klar, dass wir für uns persönlich etwas ändern wollten, und machten die doch enorme Investition in ein Wasser-Filter-Reinigungs-Mineralisierungs-Energetisierungs-System. Doch es hat sich auf allen Ebenen gelohnt! Der Unterschied ist nicht nur im Geschmack sofort deutlich, das Wasser zu trinken, fühlt sich wirklich vitalisierend an. Wir bezeichnen es liebevoll als unser »flüssiges Gold«, und genau das ist es. Der beste Beweis sind die Pflanzen: Schnittblumen halten um ein Vielfaches länger, der Basilikumstrauch in der Küche steht wochenlang in seiner vollen Pracht, und im Wasserkocher ist seither nicht ein Milligramm Sediment zu sehen. Wann immer wir unterwegs sind, füllen wir große Ballonflaschen davon ab, sodass wir auf unseren Seminar- und Vortragsreisen ein paar Tage davon leben und auch unseren Seminarteilnehmern davon abgeben können. Wenn wir einmal mit dem Flugzeug unterwegs sind und darauf verzichten müssen, sehnen wir uns schon nach kurzer Zeit nach unserem Vitalwasser. Dieses Reinigungssystem liefert das wohl reinste Wasser, das wir bekommen können. Es verwandelt unser »kontaminiertes« Leitungswasser in ein hochaktives, kristallines und zellerhellendes Superwasser, das genauso klar, schön und gesund ist, als käme es aus einem Brunnen, der die Urkraft des Wassers bewahrt. Gerade wenn du nicht in der Nähe einer natürlichen Quelle wohnst und dir von dort das Wasser besorgen kannst, empfehlen wir dir, dich mit diesem Thema tiefer zu beschäftigen.[7]

Wenn du Wasser im Supermarkt kaufst, solltest du immer eines in der Glasflasche wählen, denn andere Verpackungen geben viel zu viele schädliche Chemikalien ab. Natürlich ist die Gedankenkraft stark, und Masaru Emoto und andere Wissenschaftler haben bewiesen, dass du mit Gedanken und geschriebenen Wörtern das Wasser beeinflussen kannst. Doch wenn du beides nutzt und echtes Lichtwasser auf diese Weise noch kraftvoller machst, dann kämpfst du nicht gegen eine Übermacht an Einflüssen, sondern kreierst dir aus etwas Reinem, Klarem, Gutem und Erleuchtetem ein Superwasser, das für dein Zellleuchten sorgt. Das verleiht dem Wasser nicht nur einen heilenden Effekt, es stattet dich auch mit dem allerhöchsten dir zur Verfügung stehenden Bewusstsein aus.

Auch wenn du Körpergewicht verlieren möchtest, ist es unumgänglich, dass du deinem Körper genügend von diesem Lichtwasser gibst, das deine Zellen mit dem auffüllt, wonach sie sich so sehr sehnen: der Essenz! Sonst

---

7 Auf unserer Website www.behealed.de kannst du viel hilfreiches Film- und Informationsmaterial dazu abrufen.

wirst du weiterhin hungern und deinen Körper mit den ganzen Dingen vollstopfen, die ihm eigentlich überhaupt nichts bringen und dich niemals wirklich satt machen können. Dein Körper bettelt einfach nur nach viel mehr Wasser. Wenn du ihm dieses wertvolle Wasser gibst, wird dein Körper das Hungergefühl auch nicht mehr mit Durst verwechseln, meist ist es nämlich Durst! Trinke erst einen halben Liter Wasser, und schaue dann, ob du immer noch hungrig bist. In bestimmt 80 % der Fälle bist du dann befriedigt. Trinke vor allem morgens, gleich nach dem Aufstehen, mindestens einen Liter stilles, zimmertemperiertes Wasser und auch abends sehr viel davon. Dann wird dein Körper in einen Fettverbrennungsmodus gehen und nachts beim Schlafen die Polster loslassen. Wir haben es persönlich erfahren, wie sich der Prozess des Gewichtsverlustes beschleunigt hat, seit wir dieses Lichtwasser trinken. Die Nahrung kann nicht nur viel leichter durch das Verdauungssystem geschleust werden, es werden auch viele eingelagerte Stoffe ausgeleitet, und der Stuhlgang balanciert sich ganz natürlich aus. Trinke also am besten nicht zum Essen, sondern davor. Auch wenn du in einem Restaurant sitzt: Entscheide dich für dich und nicht aufgrund von gesellschaftlichen Gewohnheiten und den vielleicht sogar abfälligen Blicken des Servicepersonals. Wenn du dann erst eine halbe Stunde nach dem letzten Schluck isst, können deine Verdauungssäfte unverdünnt ihre Arbeit verrichten und deine Nahrung optimal aufbrechen und in deinem Körper verteilen.

Wer austrocknet, hält Fett fest

Viele Wissenschaftler sind überzeugt: 75% der Menschen sind chronisch ausgetrocknet. Diese Menschen haben ein großes Verlangen nach Wasser, ohne dass es ihnen bewusst ist. Diese Dehydratation stresst den Körper und versetzt ihn in einen Fett-festhalten-Modus. Der Körper denkt, dass Nahrungsmittelmangel herrscht. Das ist ein natürliches Erbe aus der Urzeit, denn damals enthielten Nahrungsmittel viel mehr Wasser als heute. Wenn der Körper also weniger Wasser bekam, interpretierte er dies als Hungerperiode. Und das bedeutete für ihn, dass er einen Speicher anlegen musste, konkret: Fett einlagern. Durch das Trinken von Wasser gibst du deinem Körper das Signal, dass genug da ist und er keinen Speicher braucht. Außerdem stärkst du dadurch das natürliche Vermögen deines Körpers, über den Schweiß und den Urin chemische Toxine auszuscheiden. Zwei bis drei Liter Wasser am Tag sind ideal, sie beschleunigen den Stoffwechsel und ermöglichen dir, schlank zu werden.

Auch Diäten folgen dem Prinzip des Mangels, denn sie sind nichts anderes als eine Form des Aushungerns. Der Körper erfährt Nahrungsmittelmangel und geht sofort in den Fett-festhalten-Modus. Der Körper möchte nun noch dicker werden, als er vor der Diät war. Wenn du dir das vor Augen hältst, dann wird dir auch klar, dass du dich niemals dazu zwingen kannst, Gewicht zu verlieren außer mit sehr viel Mühe, Willenskraft und Durchsetzungsvermögen gegenüber deiner eigenen Natur. Das führt in einen inneren Kampf und bereichert dein Leben keinesfalls. Willst du das wirklich? Denn es geht auch viel einfacher. Wenn du weißt, wo im Unterbewusstsein die Ursachen dafür liegen, dass du mehr wiegst, geht es viel schöner und einfacher, diese ganzen Kilos zu verlieren. Wenn du die Ursachen noch nicht gefunden hast, empfehlen wir dir unser erstes Buch »Being Slim« zu lesen und es aktiv durchzuarbeiten. Damit bringst du dein Unterbewusstsein auf deine Seite, und es wird deine bewussten Entscheidungen unterstützen, ein neues Essbewusstsein zu entwickeln und deine Zellen zum Leuchten zu bringen.

Vielleicht fasziniert dich das Thema so sehr, dass du das innere Verlangen spürst, noch einen viel tieferen Einblick zu bekommen. Wir bieten einen Fern-Workshop an, zu dem du alle Informationen auf www.behealed.de findest.

Höre auf mit den Diäten, und triff die Wahl für einen neuen Lifestyle

Sobald du mit Diäten aufhörst und dazu übergehst, lebendige Nahrung zu dir zu nehmen, wirst du erfahren, was es bedeutet, echt zu leben. Dick machende Chemikalien verschwinden durch den Reinigungs- und Transformationsprozess langsam aber stetig aus deinem Körper. Du kannst auf lange Sicht nicht abnehmen, wenn du deinen Körper weiterhin mit Chemikalien vollstopfst – egal, ob diese im Wasser sind, das du trinkst, oder in den extrem weiterverarbeiteten und toten Lebensmitteln, die unsere Supermärkte zum Kauf anbieten. Die Chemikalien im Essen sorgen dafür, dass dein Körper bestehende Fettvorräte nicht verbrennen kann und somit die natürliche Gewichtsregulation in hohem Maße gestört und sogar völlig verhindert wird. Das kann letztlich dazu führen, dass du immer dicker wirst, obwohl du weniger isst. Kurz gesagt: Je weniger Chemikalien durch dein Gehirn ziehen, desto niedriger wird dein Körpergewicht sein. Oder andersherum:

Je mehr natürliches zellerleuchtendes Essen du zu dir nimmst, desto leichter und lichtvoller wirst du sein.

Wir prophezeien, dass dir, wenn du deinen Speiseplan auf echtes Super Food und Green Smoothies, Rohkost und anderes Zellleuchtenessen umgestellt hast, beinahe alle Produkte in einem Supermarkt leer und leblos erscheinen werden. Wir glauben fest daran, dass Gott niemals in den Supermarkt gehen würde. Das wird zur reinen Zeitverschwendung, und du wirst dich dort fühlen wie auf einem fremden Planeten. Auch dein weiteres spirituelles Wachstum kommt an seine Grenzen, wenn du nicht endlich damit beginnst, deine Zellen zum Leuchten zu bringen. Tue alles dafür, dich von den Chemikalien zu befreien. Trinke viel Lichtwasser, und iss immer mehr zellerleuchtendes Essen –erst dann kann die göttliche Klarheit in dir wirklich zum Ausdruck kommen. Nimm am besten vorwiegend wasserreiche, ungekochte Nahrung zu dir, also Früchte, grüne Blätter und anderes Gemüse. Anfangs kannst du deinen Speiseplan mit biologischem Brot, Getreide, Hülsenfrüchten, Nüssen und Saaten ergänzen. Dann wird dein Organismus gereinigt, und in Obst, Gemüse und Super Food findet er alle Vitamine, Mineralstoffe, Proteine, Aminosäuren, Enzyme und Kohlehydrate, die er zum Leben braucht.

Die Wichtigkeit eines ausgeglichenen Säure-Basen-Haushalts

Genauso, wie es im Alltag wichtig ist, dass du ein Gleichgewicht hältst zwischen Freizeit und Arbeit, sozialen Kontakten und Alleinsein, Sport und Entspannung, ist es wichtig, dass dein Körper im Gleichgewicht ist. Innere Balance wird auch in deinem Leben sichtbar, und sie belohnt dich damit, dass du dich kraftvoll fühlst und mental und emotional stabil bist, dich sicher, geborgen und in Frieden fühlst. Nichts im Außen kann dich aus deiner Balance bringen, wenn du innerlich in Balance bist. Ist dein Körper in Balance? Wie steht es mit deinem Säure-Basen-Haushalt? Um das festzustellen, musst du nicht unbedingt eine gute Körperwahrnehmung haben. Schau dir dein Leben an: Wenn du im Außen keine Balance siehst, dann ist wahrscheinlich auch dein Säure-Basen-Haushalt einseitig. Du kannst dir aber auch in jeder Apotheke einen Teststreifen holen. Der wird dir gleich die Wahrheit zeigen. Der sogenannte pH-Wert wird auf einer Skala von 0 (vollkommen sauer) bis 14 (vollkommen alkalisch) gemessen. Einen ausbalancierten, neutralen Zustand hast du bei 7. Der Idealwert für dein Blut liegt bei 7,3 bis 7,4 und der für deine Haut und deine Muskeln etwas unter 7. Deswegen sprechen wir von einem gemittelten Optimalwert von 7. Bist du übersäuert, sind mögliche Folgen Stress, Entzündungen, ein erhöhtes Abhängigkeitsgefühl, Aggression und Energiemangel. Ein zu alkalisches System dagegen führt zu Niedergeschlagenheit, Passivität, Kälte und Schwäche.

An sich ist es nicht schwierig: Wenn du erst etwas Saures isst, musst du danach einfach etwas Basisches zu dir nehmen, um dein System im Gleichgewicht zu halten. Damit ist natürlich nicht sauer schmeckende Nahrung gemeint, sondern vom pH-Wert her saure. Die meisten Menschen sind durch das allgemein angebotene Supermarktessen ohnehin übersäuert. Deswegen ist es im Allgemeinen ratsam, mehr neutrale und alkalische Lebensmittel zu sich zu nehmen. Wenn du mehr mineralienreiche, rohe und pflanzliche Lebensmittel – im richtigen Maße – isst, wirst du zu einem kraftvollen Menschen werden, der mit beiden Beinen fest auf der Erde steht und der leuchtet. Für alle spirituellen Leser: Dann bist du der Engel auf Erden!

Ist es nicht das, was wir alle anstreben? Ein anziehendes Bild von uns selbst, das sich zu manifestieren lohnt. Es wird der Zeitpunkt kommen, da wirst du genau spüren, ob du in der Balance bist oder nicht. Dein Geschmacks- und dein Geruchsvermögen werden immer besser werden, und du wirst deine Mahlzeiten noch viel mehr genießen können. Es würde den Rahmen sprengen, alle Lebensmittel mit ihren Einflüssen auf den Säure-Basen-Haushalt hier aufzuführen, doch die folgende Übersicht gibt eine Orientierung. Und je mehr du deine Nahrung auf dein natürliches Empfinden ausrichtest, desto weniger wirst du diese Listen überhaupt brauchen.

- **alkalisch**
  grünes Blattgemüse, Olive, Gurke, Feige, Papaya, Ananas, Heidelbeere, Zitrusfrüchte, Kirsche, Brombeere und Kiwi
- **neutral**
  Paprika, Tomate, Melone, Apfel, Erdbeere, Mango, Aprikose und Pfirsich
- **sauer**
  Avocado, Banane, Pflaume, kernlose Traube, Kakao, getrocknete Pflaume, Nüsse und Saaten, Ei, Fleisch, Milchprodukte

Doch auch hierbei gilt: Mache dir nicht so viele Sorgen über Richtig und Falsch, denke nicht viel über alles nach, mache es einfach. Wir alle haben momentan eine wunderbare Möglichkeit, das Potenzial des neuen Bewusstseins zu verbreiten und über das Essen und das Trinken an andere Menschen weiterzugeben. Und wenn du im Nahrungsgeschäft arbeitest, ob du Landwirt bist oder Wiederverkäufer, Köchin oder Kellner, schaue, was dein Beitrag dazu sein kann, dass wir die Energie der Nahrung auf ein höheres Niveau bringen. Wenn du jetzt etwas isst, dann sieh es nicht mehr nur als Notwendigkeit, sondern betrachte es als etwas, was dir dazu dient, hier auf der Erde das Göttliche zum Ausdruck zu bringen. Nimm dir die Zeit, aus höchster Freude zu essen, und iss bewusst! Bringe deine Zellen zum Leuchten!

Wir leben in einer Welt, in der wir ständig sehr vielen Einflüssen ausgesetzt sind – durch unsere Umwelt, durch unseren Lifestyle und auch durch die Nahrung, die wir essen. Wir sind uns dessen meist nicht bewusst. Wenn wir die konventionelle Nahrung betrachten, dann müssen wir uns darüber klar werden, dass es darin sehr schädigende Stoffe gibt, derer sich die Mehrheit der Menschen nicht bewusst ist. Allein die vielen Hormone, Pestizide, Weichmacher, künstlichen Stabilisatoren usw. verursachen so viel Leid wie chronische Akne, chronische Schlaflosigkeit, Körperschwäche und vieles mehr.

Probiere es aus, wenn dich dieses Buch anspricht. Erfahre, was geschieht, wenn du deinen Körper mit Super Food ernährst. Integriere es schrittweise und organisch in dein Leben.

Je mehr du wieder mit deinem Körper in Verbindung kommst, desto mehr wirst du ihn genießen und lieben.

Triff von nun an ganz bewusste Entscheidungen bei deiner Nahrung, denn jetzt weißt du so viel darüber. Höre ganz genau hin, was dein Körper gern essen möchte. Lerne, ihm aus deinem neuen Ernährungsbewusstsein heraus zu vertrauen, ganz egal, ob es ein Stück Schokolade oder ein gegrillter Fisch ist, wonach er verlangt. Wir glauben fest daran, dass der beste Arzt der Welt, der beste Ernährungsberater du selbst bist. Du verfügst über die Fähigkeiten, mit denen du erkennen kannst, ob etwas »gesund« für dich ist oder nicht. Vertraue dir selbst, und nimm das an, was dein Körper möchte. Doch schaue immer, ob diese Botschaft aus deinem konditionierten Ich-liebe-Cola-und-Pizza-Bewusstsein kommt oder aus deiner höheren Körperintelligenz. Wenn du mit der Nahrung in bewussten Kontakt trittst, dann wirst du immer die richtige Wahl treffen. An manchen Tagen werden es vielleicht bestimmte Zubereitungsarten sein, die die Nahrung von dir verlangt. Wenn du also alles rigide Verhalten in Bezug auf das Essen ablegst, dann wirst du die Freiheit fühlen, das gedeihen zu lassen, was in dir ist. Dadurch wirst du immer stärker mit den verschiedenen Schichten und Ebenen der Energie des Essens in Verbindung kommen. Du wirst Dankbarkeit und Liebe dafür empfinden, ein Mensch zu sein. Die meisten Menschen, die sich bewusster ernähren wollen, haben nicht die Wahl getroffen, zu leben, sie haben gewählt, eine Diät zu machen. Dadurch leben sie aber in einem Gefängnis und sind sich nicht darüber im Klaren, dass das bewusste Wahrnehmen der Schlüssel zur Freiheit ist. Wir wünschen dir von ganzem Herzen, dass du deine Freiheit entdeckst und dich dieser Lifestyle des Zellleuchtens genauso glücklich und enthusiastisch machen wird wie uns. Je mehr du deinen Körper liebst und ihn wie deinen Tempel behandelst, desto mehr Möglichkeiten werden sich dir auf deinem Lebensweg anbieten. Wir wünschen dir, dass du ein magisches Leben in einem von innen leuchtenden Körper erleben kannst. Behandle deinen Körper wie ein Kunstwerk von unfassbarem Wert und einen Ausdruck von Liebe und höchstem Bewusstsein.

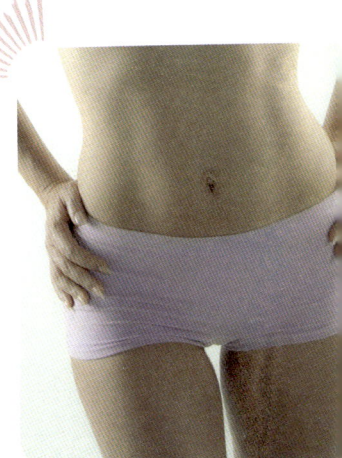

Sei dankbar für jedes Organ,
jeden Tropfen Blut
und jede Zelle,
die deinen Körper formt.
Sage Danke für dieses
großartige Geschenk.
Schätze es, respektiere es,
und gib ihm das,
was ein lichtvolles Leuchten
in deine Augen zaubert.

Rezepte
Unser Lieblings-Smoothie

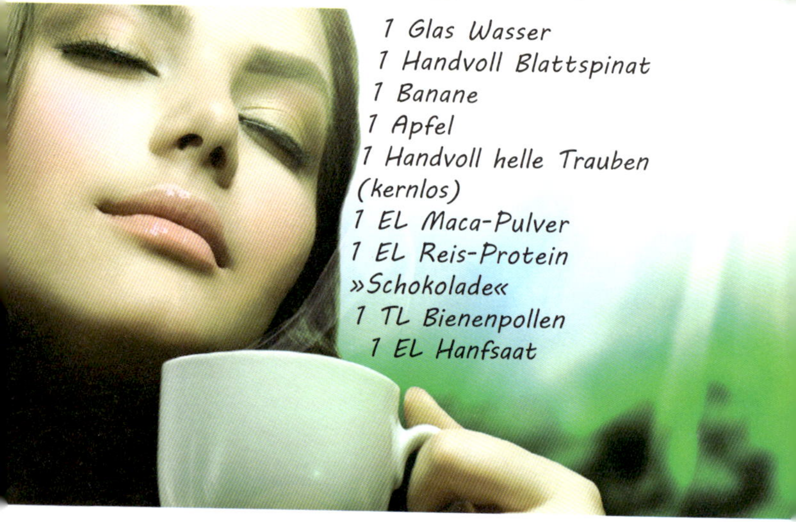

1 Glas Wasser
1 Handvoll Blattspinat
1 Banane
1 Apfel
1 Handvoll helle Trauben
(kernlos)
1 EL Maca-Pulver
1 EL Reis-Protein
»Schokolade«
1 TL Bienenpollen
1 EL Hanfsaat

Putze den Spinat, schäle die Bana-
ne, und entstiele und entkerne den
Apfel. Püriere dann alle Zutaten im
Mixer.

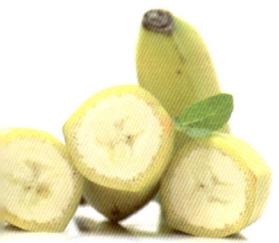

Der Sommer-Smoothie

1 Glas Wasser
4 große Blätter Romanasalat
1 Birne
1 Kiwi
½ Mango
1 Handvoll frische Erdbeeren
1 EL Maca-Pulver
1 EL Reis-Protein »Vanille«
1 TL Bienenpollen
1 EL Hanfsaat

Putze und wasche den Salat, entstiele und entkerne die Birne, und schäle und entsteine die Mango. Püriere dann alle Zutaten im Mixer.

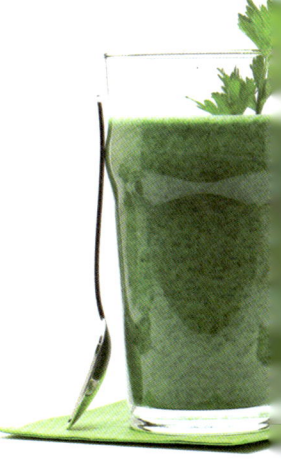

Der Power-Smoothie

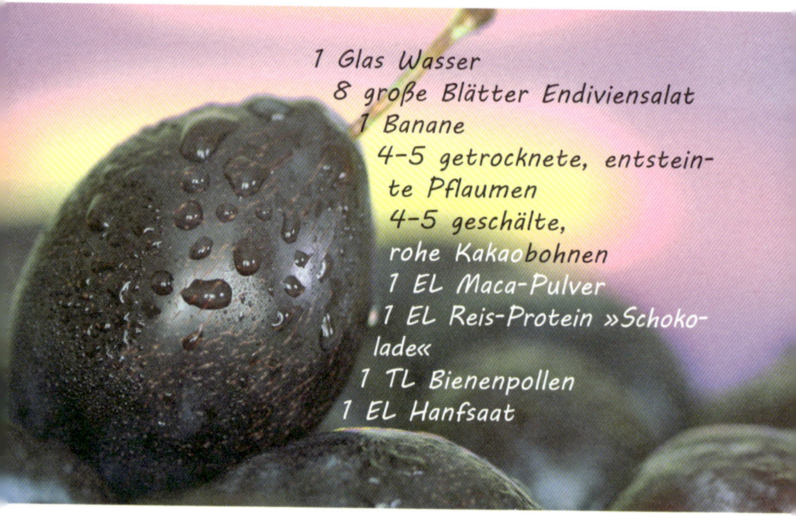

1 Glas Wasser
8 große Blätter Endiviensalat
1 Banane
4–5 getrocknete, entstein-
te Pflaumen
4–5 geschälte,
rohe Kakaobohnen
1 EL Maca-Pulver
1 EL Reis-Protein »Schokolade«
1 TL Bienenpollen
1 EL Hanfsaat

Putze und wasche den Salat, und schäle die Banane. Püriere dann alle Zutaten im Mixer.

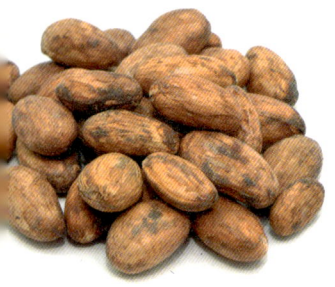

Supergreen-Smoothie

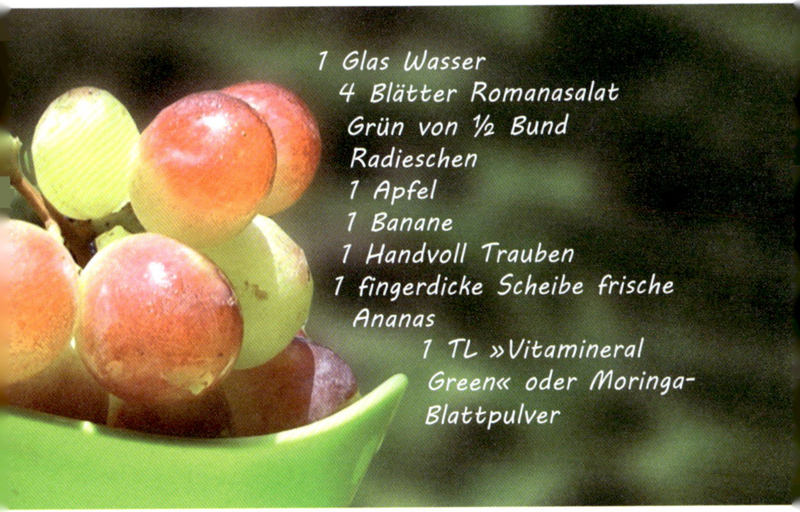

1 Glas Wasser
4 Blätter Romanasalat
Grün von ½ Bund
Radieschen
1 Apfel
1 Banane
1 Handvoll Trauben
1 fingerdicke Scheibe frische
Ananas
1 TL »Vitamineral
Green« oder Moringa-
Blattpulver

Putze und wasche den Salat, wasche das Radieschengrün, entstiele und entkerne den Apfel, und schäle die Banane. Püriere dann alle Zutaten im Mixer.

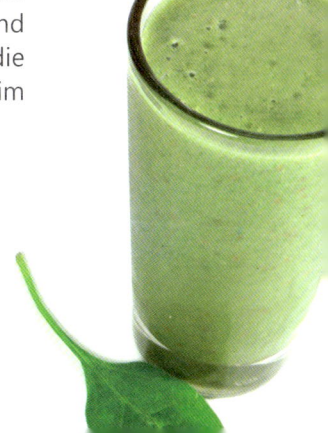

Rohe kalte grüne Suppe (sehr erwärmend)

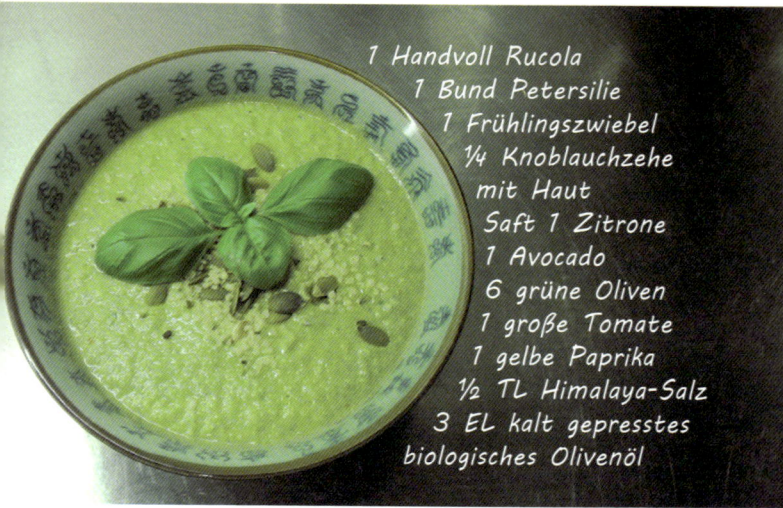

1 Handvoll Rucola
1 Bund Petersilie
1 Frühlingszwiebel
¼ Knoblauchzehe
mit Haut
Saft 1 Zitrone
1 Avocado
6 grüne Oliven
1 große Tomate
1 gelbe Paprika
½ TL Himalaya-Salz
3 EL kalt gepresstes
biologisches Olivenöl

Putze alle Zutaten, und zerteile sie grob. Schäle und entsteine die Avocado. Entsteine auch die Oliven, und entkerne die Paprika.

Vermische alles im Mixer zu einer wohlschmeckenden Suppe, und garniere sie mit Hanfsaat, Kürbiskernen und Basilikum.

Super-Food-Rohschokoladen-Creme

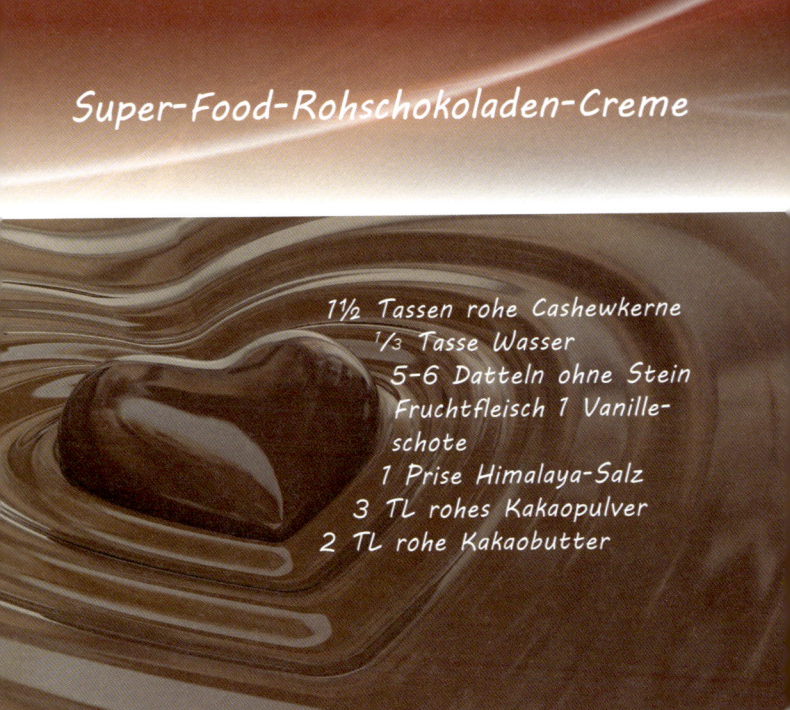

1½ Tassen rohe Cashewkerne
⅓ Tasse Wasser
5–6 Datteln ohne Stein
Fruchtfleisch 1 Vanille-
schote
1 Prise Himalaya-Salz
3 TL rohes Kakaopulver
2 TL rohe Kakaobutter

Gib zuerst alle Zutaten bis auf die Kakao-
produkte in einen Mixer und püriere sie
zu einer Masse. Füge dann das Kakaopulver und die Kakaobutter hinzu. Kombinie-
re die Creme mit frischen Früchten wie
Kiwi, Ananas, Orange, Traube, Kaki,
Erdbeere oder anderem
Obst, das du gern mit
Schokolade genießen
möchtest.

Kakao-Nussmilch

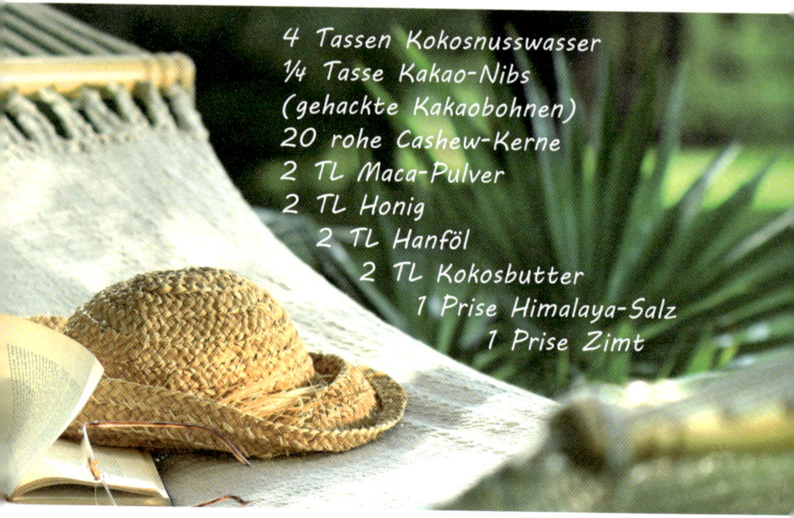

4 Tassen Kokosnusswasser
¼ Tasse Kakao-Nibs
(gehackte Kakaobohnen)
20 rohe Cashew-Kerne
2 TL Maca-Pulver
2 TL Honig
2 TL Hanföl
2 TL Kokosbutter
1 Prise Himalaya-Salz
1 Prise Zimt

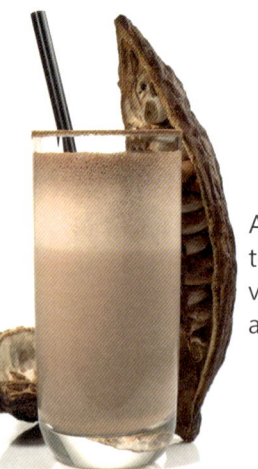

Gib alle Zutaten in einen Mixer, und
püriere sie zu einem schaumigen
Shake. Genieße diesen Super-Food-
Drink, der dich mit der Kraft der
Erde verbindet!

Alle Zutaten bekommst du in gut sortier-
ten Biomärkten und Super-Food-Shops –
viele davon auch in unserem Webshop
auf www.RawSuperFood.de.

Über die Autoren

Thorsten Weiss ist Coach für Neues Bewusstsein und Selbstheilung, erfolgreicher Autor und inspirierender Seminarleiter. In seinen Fernkursen, Seminaren und Meditationen führt er Menschen in tief greifende Heil- und Transformationsprozesse.

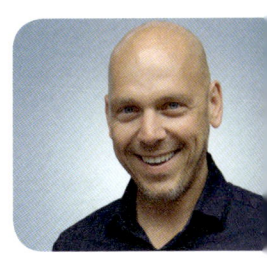

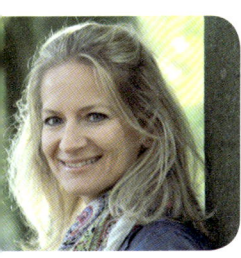

Die gebürtige Niederländerin Jenny Bor entwickelte zusammen mit Thorsten Weiss die »Bewusst glücklich schlank«-Methode und den Fernkurs »Das Vital-Coach-Projekt«. Sie ist spezialisiert auf die Wechselwirkungen von Hormonen, Ernährung, Bewegung und Stress, worin sie Menschen erfolgreich coacht.

Nähre Informationen zu den Fernkursen uns Ausbildungen unter: www.behealed.de und www.jennybor.com

Von den Autoren im Schirner Verlag erschienen

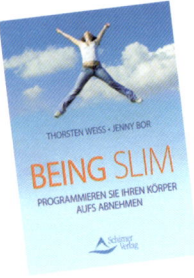

Thorsten Weiss & Jenny Bor:
Being Slim
Programmiere deinen Körper aufs Abnehmen!
112 Seiten
ISBN: 978-3-8434-5038-6

Verbünden Sie sich mit Ihrem Körper!
Kalorienzählen, Diätpläne, Fitnessstudio … Wer abnehmen will, muss leiden, oder? Nein: Wenn Sie die richtigen Grundlagen im Unterbewusstsein legen, geht es wie von selbst. Entdecken Sie, welche inneren Programme an den Fettpolstern festhalten, welche irrigen Überzeugungen Sie immer wieder zur Chipstüte greifen lassen – und wie Sie all das ganz einfach transformieren und loslassen können.
Wenn der Körper sein Okay gibt, lässt sich die Wunschfigur problemlos erreichen und halten. Seiten Sie es sich wert!

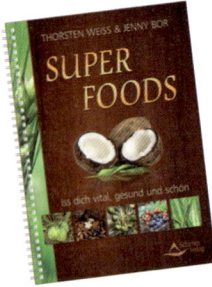

Thorsten Weiss & Jenny Bor:
Super Foods
Iss dich vital, gesund und schön!
144 Seiten, farbig
ISBN: 978-3-8434-1101-1

Gesundheit, Leistungsfähigkeit und Wohlbefinden steigern –
das gelingt mit Super Foods ganz leicht. Voller Vitamine, Mineralien, Antioxidantien und Enzyme stecken diese ganz natürlichen Lebensmittel aus aller Welt.
Welches der »Super-Nahrungsmittel« unterstützt mich auf welche Weise? Und wie bereite ich mit dem Pulver ein schmackhaftes Essen zu? Mit fundierten Hintergrundinformationen und einfachen, kreativen Rezepten zu Maca, Ginseng, Moringa, Gojibeere, Rohkakao, Avocado … steigen Sie leicht in den neuen Ernährungsstil ein.